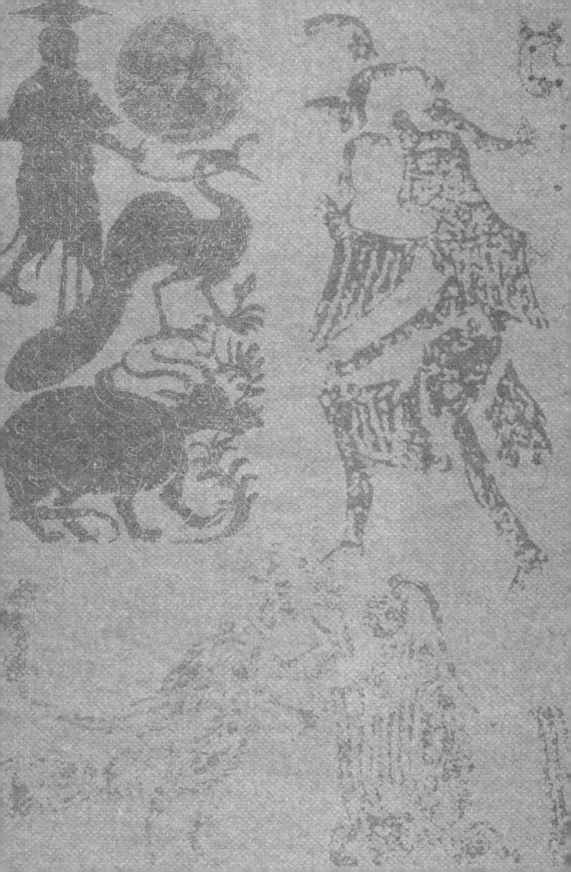

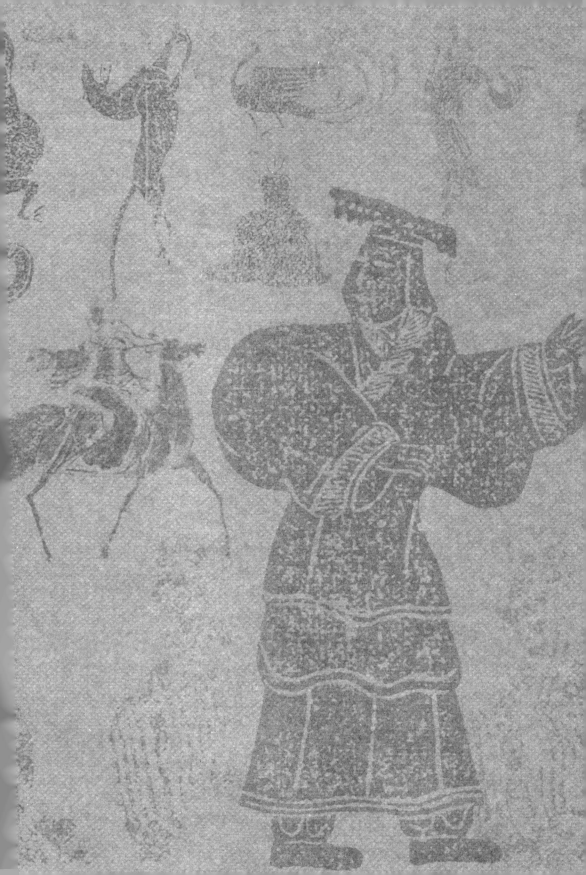

中国古医籍整理丛书

本草集要

明·王 纶 辑

朱毓梅　步瑞兰　李明　周扬　王春燕　校注

中国中医药出版社

·北 京·

图书在版编目（CIP）数据

本草集要/（明）王纶辑；朱毓梅等校注.—北京：中国中医药出版社，2015.12

（中国古医籍整理丛书）

ISBN 978-7-5132-3023-0

Ⅰ.①本…　Ⅱ.①王…　②朱…　Ⅲ.①本草-汇编-中国-明代　Ⅳ.①R281.3

中国版本图书馆 CIP 数据核字（2015）第 310406 号

中 国 中 医 药 出 版 社 出 版
北京市朝阳区北三环东路 28 号易亨大厦 16 层
邮政编码　100013
传真　010 64405750
三河市鑫金马印装有限公司印刷
各地新华书店经销

*

开本 710×1000　1/16　印张 18.5　字数 119 千字
2015 年 12 月第 1 版　2015 年 12 月第 1 次印刷
书　号　ISBN 978-7-5132-3023-0

*

定价　55.00 元
网址　www.cptcm.com

国家中医药管理局
中医药古籍保护与利用能力建设项目
组织工作委员会

项目专家组

顾　问　马继兴　张灿玾　李经纬

组　长　余瀛鳌

成　员　李致忠　钱超尘　段逸山　严世芸　鲁兆麟
　　　　郑金生　林端宜　欧阳兵　高文柱　柳长华
　　　　王振国　王旭东　崔　蒙　严季澜　黄龙祥
　　　　陈勇毅　张志清

项目办公室（组织工作委员会办公室）

主　任　王振国　王思成

副主任　王振宇　刘群峰　陈榕虎　杨振宁　朱毓梅
　　　　刘更生　华中健

成　员　陈丽娜　邱岳　王　庆　王　鹏　王春燕
　　　　郭瑞华　宋咏梅　周　扬　范　磊　张永泰
　　　　罗海鹰　王　爽　王　捷　贺晓路　熊智波

秘　书　张丰聪

前 言

中医药古籍是传承中华优秀文化的重要载体，也是中医学传承数千年的知识宝库，凝聚着中华民族特有的精神价值、思维方法、生命理论和医疗经验，不仅对于传承中医学术具有重要的历史价值，更是现代中医药科技创新和学术进步的源头和根基。保护和利用好中医药古籍，是弘扬中国优秀传统文化、传承中医学术的必由之路，事关中医药事业发展全局。

1949 年以来，在政府的大力支持和推动下，开展了系统的中医药古籍整理研究。1958 年，国务院科学规划委员会古籍整理出版规划小组在北京成立，负责指导全国的古籍整理出版工作。1982 年，国务院古籍整理出版规划小组召开全国古籍整理出版规划会议，制定了《古籍整理出版规划（1982—1990）》，卫生部先后下达了两批 200 余种中医古籍整理任务，掀起了中医古籍整理研究的新高潮，对中医文化与学术的弘扬、传承和发展，发挥了极其重要的作用，产生了不可估量的深远影响。

2007 年《国务院办公厅关于进一步加强古籍保护工作的意见》明确提出进一步加强古籍整理、出版和研究利用，以及

"保护为主、抢救第一、合理利用、加强管理"的方针。2009年《国务院关于扶持和促进中医药事业发展的若干意见》指出，要"开展中医药古籍普查登记，建立综合信息数据库和珍贵古籍名录，加强整理、出版、研究和利用"。《中医药创新发展规划纲要（2006—2020)》强调继承与创新并重，推动中医药传承与创新发展。

2003~2010年，国家财政多次立项支持中国中医科学院开展针对性中医药古籍抢救保护工作，在中国中医科学院图书馆设立全国唯一的行业古籍保护中心，影印抢救濒危珍本、孤本中医古籍1640余种；整理发布《中国中医古籍总目》；遴选351种孤本收入《中医古籍孤本大全》影印出版；开展了海外中医古籍目录调研和孤本回归工作，收集了11个国家和2个地区137个图书馆的240余种书目，基本摸清流失海外的中医古籍现状，确定国内失传的中医药古籍共有220种，复制出版海外所藏中医药古籍133种。2010年，国家财政部、国家中医药管理局设立"中医药古籍保护与利用能力建设项目"，资助整理400余种中医药古籍，并着眼于加强中医药古籍保护和研究机构建设，培养中医古籍整理研究的后备人才，全面提高中医药古籍保护与利用能力。

在此，国家中医药管理局成立了中医药古籍保护和利用专家组和项目办公室，专家组负责项目指导、咨询、质量把关，项目办公室负责实施过程的统筹协调。专家组成员对古籍整理研究具有丰富的经验，有的专家从事古籍整理研究长达70余年，深知中医药古籍整理研究的重要性、艰巨性与复杂性，履行职责认真务实。专家组从书目确定、版本选择、点校、注释等各方面，为项目实施提供了强有力的专业指导。老一辈专家的学术水平和智慧，是项目成功的重要保证。项目承担单位山东中医药大学、南京中医药大学、上海中医药大学、福建中医药大学、浙江省中医药研究院、陕西省中医药研究院、河南省中医药研究院、辽宁中医药大学、成都中医药大学及所在省市中医药管理部门精心组织，充分发挥区域间互补协作的优势，并得到承担项目出版工作的中国中医药出版社大力配合，全面推进中医药古籍保护与利用网络体系的构建和人才队伍建设，使一批有志于中医学术传承与古籍整理工作的人才凝聚在一起，研究队伍日益壮大，研究水平不断提高。

本着"抢救、保护、发掘、利用"的理念，该项目重点选择近60年未曾出版的重要古医籍，综合考虑所选古籍的保护价值、学术价值和实用价值。400余种中医药古籍涵盖了医经、基础理论、诊法、伤寒金匮、温病、本草、方书、内科、外科、女科、儿科、伤科、眼科、咽喉口齿、针灸推拿、养生、医案医话医论、医史、临证综合等门类，跨越唐、宋、金元、明以迄清末。全部古籍均按照项目办公室组织完成的行业标准《中医古籍整理规范》及《中医药古籍整理细则》进行整理校注，绝大多数中医药古籍是第一次校注出版，一批孤本、稿本、抄本更是首次整理面世。对一些重要学术问题的研究成果，则集中收录于各书的"校注说明"或"校注后记"中。

"既出书又出人"是本项目追求的目标。近年来，中医药古籍整理工作形势严峻，老一辈逐渐退出，新一代普遍存在整理研究古籍的经验不足、专业思想不坚定等问题，使中医古籍整理面临人才流失严重、青黄不接的局面。通过本项目实施，搭建平台，完善机制，培养队伍，提升能力，经过近5年的建设，锻炼了一批优秀人才，老中青三代齐聚一堂，有效地稳定了研究队伍，为中医药古籍整理工作的开展和中医文化与学术的传承提供必备的知识和人才储备。

本项目的实施与《中国古医籍整理丛书》的出版，对于加强中医药古籍文献研究队伍建设、建立古籍研究平台，提高古籍整理水平均具有积极的推动作用，对弘扬我国优秀传统文化，推进中医药继承创新，进一步发挥中医药服务民众的养生保健与防病治病作用将产生深远影响。

第九届、第十届全国人大常委会副委员长许嘉璐先生，国家卫生计生委副主任、国家中医药管理局局长、中华中医药学会会长王国强先生，我国著名医史文献专家、中国中医科学院马继兴先生在百忙之中为丛书作序，我们深表敬意和感谢。

由于参与校注整理工作的人员较多，水平不一，诸多方面尚未臻完善，希望专家、读者不吝赐教。

国家中医药管理局中医药古籍保护与利用能力建设项目办公室
二〇一四年十二月

许 序

"中医"之名立，迄今不逾百年，所以冠以"中"字者，以别于"洋"与"西"也。慎思之，明辨之，斯名之出，无奈耳，或亦时人不甘泯没而特标其犹在之举也。

前此，祖传医术（今世方称为"学"）绵延数千载，救民无数；华夏屡遭时疫，皆仰之以度困厄。中华民族之未如印第安遭染殖民者所携疾病而族灭者，中医之功也。

医兴则国兴，国强则医强。百年运衰，岂但国土肢解，五千年文明亦不得全，非遭泯灭，即蒙冤扭曲。西方医学以其捷便速效，始则为传教之利器，继则以"科学"之冕畅行于中华。中医虽为内外所夹击，斥之为蒙昧，为伪医，然四亿同胞衣食不保，得获西医之益者甚寡，中医犹为人民之所赖。虽然，中国医学日益陵替，乃不可免，势使之然也。呜呼！覆巢之下安有完卵？

嗣后，国家新生，中医旋即得以重振，与西医并举，探寻结合之路。今也，中华诸多文化，自民俗、礼仪、工艺、戏曲、历史、文学，以至伦理、信仰，皆渐复起，中国医学之兴乃属必然。

迄今中医犹为国家医疗系统之辅，城市尤甚。何哉？盖一则西医赖声、光、电技术而于20世纪发展极速，中医则难见其进。二则国人惊羡西医之"立竿见影"，遂以为其事事胜于中医。然西医已自觉将入绝境：其若干医法正负效应相若，甚或负远逾于正；研究医理者，渐知人乃一整体，心、身非如中世纪所认定为二对立物，且人体亦非宇宙之中心，仅为其一小单位，与宇宙万象万物息息相关。认识至此，其已向中国医学之理念"靠拢"矣，虽彼未必知中国医学何如也。唯其不知中国医理何如，纯由其实践而有所悟，益以证中国之认识人体不为伪，亦不为玄虚。然国人知此趋向者，几人？

国医欲再现宋明清高峰，成国中主流医学，则一须继承，一须创新。继承则必深研原典，激清汰浊，复吸纳西医及我藏、蒙、维、回、苗、彝诸民族医术之精华；创新之道，在于今之科技，既用其器，亦参照其道，反思己之医理，审问之，笃行之，深化之，普及之，于普及中认知人体及环境古今之异，以建成当代国医理论。欲达于斯境，或需百年欤？予恐西医既已醒悟，若加力吸收中医精粹，促中医西医深度结合，形成21世纪之新医学，届时"制高点"将在何方？国人于此转折之机，能不忧虑而奋力乎？

予所谓深研之原典，非指一二习见之书、千古权威之作；就医界整体言之，所传所承自应为医籍之全部。盖后世名医所著，乃其秉诸前人所述，总结终生行医用药经验所得，自当已成今世、后世之要籍。

盛世修典，信然。盖典籍得修，方可言传言承。虽前此50余载已启医籍整理、出版之役，惜旋即中辍。阅20载再兴整理、出版之潮，世所罕见之要籍千余部陆续问世，洋洋大观。

今复有"中医药古籍保护与利用能力建设"之工程，集九省市专家，历经五载，董理出版自唐迄清医籍，都400余种，凡中医之基础医理、伤寒、温病及各科诊治、医案医话、推拿本草，俱涵盖之。

　　噫！璐既知此，能不胜其悦乎？汇集刻印医籍，自古有之，然孰与今世之盛且精也！自今而后，中国医家及患者，得览斯典，当于前人益敬而畏之矣。中华民族之屡经灾难而益蕃，乃至未来之永续，端赖之也，自今以往岂可不后出转精乎？典籍既蜂出矣，余则有望于来者。

　　谨序。

第九届、十届全国人大常委会副委员长

许嘉璐

二〇一四年冬

王 序

中医学是中华民族在长期生产生活实践中，在与疾病作斗争中逐步形成并不断丰富发展的医学科学，是中国古代科学的瑰宝，为中华民族的繁衍昌盛作出了巨大贡献，对世界文明进步产生了积极影响。时至今日，中医学作为我国医学的特色和重要医药卫生资源，与西医学相互补充、相互促进、协调发展，共同担负着维护和促进人民健康的任务，已成为我国医药卫生事业的重要特征和显著优势。

中医药古籍在存世的中华古籍中占有相当重要的比重，不仅是中医学术传承数千年最为重要的知识载体，也是中医为中华民族繁衍昌盛发挥重要作用的历史见证。中医药典籍不仅承载着中医的学术经验，而且蕴含着中华民族优秀的思想文化，凝聚着中华民族的聪明智慧，是祖先留给我们的宝贵物质财富和精神财富。加强对中医药古籍的保护与利用，既是中医学发展的需要，也是传承中华文化的迫切要求，更是历史赋予我们的责任。

2010 年，国家中医药管理局启动了中医药古籍保护与利用能力建设项目。这既是传承中医药的重要工程，也是弘扬优秀民族文化的重要举措，不仅能够全面推进中医药的有效继承和创新发展，为维护人民健康做出贡献，也能够彰显中华民族的璀璨文化，为实现中华民族伟大复兴的中国梦作出贡献。

相信这项工作一定能造福当今，嘉惠后世，福泽绵长。

国家卫生与计划生育委员会副主任

国家中医药管理局局长

中华中医药学会会长

王国强

二〇一四年十二月

马 序

新中国成立以来，党和国家高度重视中医药事业发展，重视古籍的保护、整理和研究工作。自 1958 年始，国务院先后成立了三届古籍整理出版规划小组，分别由齐燕铭、李一氓、匡亚明担任组长，主持制订了《整理和出版古籍十年规划（1962—1972）》《古籍整理出版规划（1982—1990）》《中国古籍整理出版十年规划和"八五"计划（1991—2000）》等，而第三次规划中医药古籍整理即纳入其中。1982 年 9 月，卫生部下发《1982—1990 年中医古籍整理出版规划》，1983 年 1 月，中医古籍整理出版办公室正式成立，保证了中医古籍整理出版规划的实施。2002 年 2 月，《国家古籍整理出版"十五"（2001—2005）重点规划》经新闻出版署和全国古籍整理出版规划领导小组批准，颁布实施。其后，又陆续制定了国家古籍整理出版"十一五"和"十二五"重点规划。国家财政多次立项支持中国中医科学院开展针对性中医药古籍抢救保护工作，文化部在中国中医科学院图书馆专门设立全国唯一的行业古籍保护中心，国家先后投入中医药古籍保护专项经费超过 3000 万元，影印抢救濒危珍、善、孤本中医古籍 1640 余种，开展了海外中医古籍目录调研和孤本回归工作。2010 年，国家财政部、国家中医药管理局安排国家公共卫生专项资金，设立了"中医药古籍保护与利用能力建设项目"，这是继 1982～1986 年第一批、第二批重要中医药古籍整理之后的又一次大规模古籍整理工程，重点整理新中国成立后未曾出版的重要古籍，目标是形成并普及规范的通行本、传世本。

为保证项目的顺利实施，项目组特别成立了专家组，承担咨询和技术指导，以及古籍出版之前的审定工作。专家组中的许多成员虽逾古稀之年，但老骥伏枥，孜孜不倦，不仅对项目进行宏观指导和质量把关，更重要的是通过古籍整理，以老带新，言传身教，培养一批中医药古籍整理研究的后备人才，促进了中医药古籍保护和研究机构建设，全面提升了我国中医药古籍保护与利用能力。

作为项目组顾问之一，我深感中医药古籍保护、抢救与整理工作的重要性和紧迫性，也深知传承中医药古籍整理经验任重而道远。令人欣慰的是，在项目实施过程中，我看到了老中青三代的紧密衔接，看到了大家的坚持和努力，看到了年轻一代的成长。相信中医药古籍整理工作的将来会越来越好，中医药学的发展会越来越好。

欣喜之余，以是为序。

中国中医科学院研究员

马继兴

二〇一四年十二月

校注说明

　　《本草集要》八卷，明代王纶辑，成书于明弘治十三年（1500），是一部很有实用价值与影响的本草著作。

　　王纶（1453—1510），字汝言，号节斋，慈溪（今浙江宁波）人。《明史·方伎传》："士大夫以医名者，有王纶、王肯堂。纶，慈溪人，举进士。正德中，以右副都御使巡抚湖广。精于医，所在治疾，无不立效。有《本草集要》《明医杂著》行于世。"据《慈溪县志》及其墓志铭载，王纶于明成化二十年（1484）中进士，后曾任广东参政、湖广右布政使、广西左布政使，后擢都御史，巡抚湖广。王纶年轻时习医，为官后仍钻研医道，为民疗疾，且历着奇验，故其所著《本草集要》《明医杂著》被争相传刻。

　　《本草集要》分为三部。上部卷之一为总论，包括《神农本草经》序例、陶弘景等论汤药丸散之分量修治、制方用药之法等。中部卷之二至卷之六，载药545种，仿《证类本草》，分草、木、菜、果、谷、石、兽、禽、虫鱼、人等部。每药之下，述君臣佐使、性味归经、阴阳、良毒、畏反等；后列主治、单方，节录前人论述；末为王氏按语。下部卷之七、卷之八为药性分类，病分十二门，门下分类，各类列相应药物，简述药性。

　　《本草集要》对明代中后期的本草学发展有一定影响。李时珍编写《本草纲目》时参考了该书，且评价："取本草常用药品，及洁古、东垣、丹溪所论序例，略节为八卷，别无增益，斤斤泥古者也。"事实上，王纶为弥补《大观本草》只收到宋徽宗以前资料的缺陷，补充了后代洁古、东垣、丹溪的论述，并写了自己的按语。虽本书的宗旨是集要而便于初学，但论述颇为详备。

现存明正德五年（1510）罗汝声刻本（藏于中国医科大学图书馆），明嘉靖八年（1529）朱廷立刻本（藏于中国国家图书馆、日本国立国会图书馆。中国国家图书馆藏本卷二缺一页），明万历三十年（1602）刘龙田刻本（藏于上海中医药大学图书馆），明刻本（藏于中国中医科学院图书馆）。现存均非初刻本。罗汝声本为五卷残本；刘龙田本缺序，卷六末多出两页，卷三、卷八部分残脱，未见刊刻年分、堂号及刘龙田字样；中国中医科学院所藏明刻本缺序，未见刊刻年分、堂号；惟朱廷立本为完本。本次校注以日本国立国会图书馆藏朱廷立本为底本，以中国中医科学院藏明刻本（简称"中医科学院本"）为主校本，以上海中医药大学藏明刻本（简称"上中医本"）为参校本，并以《证类本草》及所引诸书进行他校。校勘和注释的原则是：

1. 采用现代标点符号对原书进行标点。

2. 凡原书中的繁体字，均改为规范简化字。

3. 凡底本中因写刻致误的明显错别字，如"日""曰"混淆、"己""巳"不分者，予以径改，不出校。

4. 异体字、古字、俗字径改，不出校记。通假字，一律保留，并出校记说明本字。

5. 中药名称中的异体字，"全同异体字"（音义全同而形体不同的字）以通行简化字律齐，并出校说明原字；"非全同异体字"（音义部分相同的异体字）予以保留，并出校记说明当今规范名称。中药名称中的古字、通假字一仍其旧，并出校记说明当今规范名称。

6. 对个别冷僻字词加以注音和解释。

7. 凡底本与校本互异，显系底本误、脱、衍、倒者，予以勘正，并出校说明。若难以判断是非或两义均通者，则出校并存，不改原文，或提出倾向性意见。若属一般性虚词，或意引、节引他书而无损文义者，或底本不误而显系校本讹误者，则不予处理。凡底本与校本虽同，但据本书体例、文义判定确属有误者，亦予以勘正，并出校说明。若虽疑有误而难以判定者，则不妄改原文，只出校注说明疑误之处。

8. 因改为简体横排，原书中代表上文的"右"字"，一律改为"上"字。

9. 原书经文顶格，注文低一格刻写。今将注文改换字体，以区别之。

10. 原书无总目录，但上、中、下三部各有分部目录，今一并提出作为全书目录置于文前。

11. 原书"本草集要上部总论目录"下、"本草集要中部药品目录"下、"本草集要下部药性分类目录"下、"本草集要中部卷之四"下有"慈溪节斋王纶辑"字样，今删。原书卷之一、卷之三、卷之六、卷之八末有"本草集要某部某卷终"字样，亦删。

书本草集要

本草尚矣，王子集其要焉，曰《本草集要》。旧刻敝而莫可读，讹而莫之可凭也。予取而校之焉，重刻焉。重以言曰：是集也，其可传也与哉。何以知其传？曰医乎。夫医也，有爱之道焉，何谓爱者也？曰：君子之于亲也，无弗爱焉，于其身也，无弗爱焉。如其亲若身则病也，而吾弗之知医焉，将无庸医之听乎？则不爱莫大乎是。故曰医也，有爱之道焉。是集也，医之要者也，吾知其可传也已。嗟乎！此治身病者尔。欲敝而理亡，夫人有心病焉何以治？曰治以经。六经者，治心病之良药也。明乎经之道，以祛乎其心之欲之敝，斯可谓成身尔矣；能成其身，斯可谓成亲尔矣。则爱莫大乎是，而医也不与焉。君子曰：医则艺也，经则道也。

嘉靖己丑①秋九月既望武昌两厓朱廷立②书

---

① 嘉靖己丑：公元 1529 年。
② 朱廷立：公元 1492—1566 年，字子孔，号两厓，人称两厓公，明嘉靖二年（1523）进士，湖北通山县人。

序

　　家君真静居士，中岁久婴疢①疾，而纶与兄经少亦多病，服药无虚月。每问乡之医者，见其率执定方，持一说，用之多不获效。每遇病，辄忧疑畏恐，而叹乡之无良医也。后家兄既长，理家事，而纶攻举子业。家君庭训曰："汝等干蛊②读书之外，若有余力，宜莫学夫医。医可以保身，可以事亲，可以济人。"家兄遂购《本草》《内经》、东垣、丹溪诸书。读之三年，有所得，乃论于家庭曰："今乃知世医之陋妄也。古人因病以立方，非制方以待病。病情万变，岂一定之方可尽耶？丹溪先生多不袭用古方，惟究心《本草》，以某药治某病，以某药监某药，以某药为引经而已。故学医之道，莫先于读本草识药性，药性明然后学处方，知处方然后讲病因，知病因然后讲治法，知治法然后讲脉理，以及乎察色听声问证之详。斯学有次第，而医道可明也。"予闻而心悦焉，因先取《本草》阅之。见其繁杂重复，每读二三品辄欠申思睡。又见所载止于大观以前，尚遗后来洁古、东垣、丹溪诸说。意欲重加删补，以便检读，而未遑③也。后予举业事毕，旁究诸医书，而于《本草》尤加意焉。弘治壬子④，备员⑤仪制主事，公暇⑥，遂取《本草》及东垣、丹溪诸书，参互考订，削其繁芜，节其要略，删成五卷，

---

①　疢（chèn 趁）：热病，亦泛指病。
②　干蛊：干事。蛊，事情。
③　未遑：没有时间顾及，来不及。
④　弘治壬子：公元 1492 年。
⑤　备员：充数，凑数。此用为任职或任事的自谦词。
⑥　公暇：公务之余。

定为中部。又取《本草》卷首总论，及采《内经》、东垣诸说有关于《本草》者，凡一卷附于前，以为《本草》之源，为上部。又取药性所治，分类为十二门，凡二卷，以为临病用药、制方之便，为下部。凡三易稿，历四寒暑而书成，共八卷，名曰《本草集要》。盖止取其要，以便初学及吾儒之欲旁通是术者耳。若专门之士，聪敏之资，故当尽阅全书，不可厌繁多而乐简便也。士友见者，咸劝梓行以传，遂命工刻之。因叙学医之由与所以纂集是书之故，以识岁月云。

弘治十三年①岁次庚申春正月既望

赐进士出身奉议大夫②礼部仪制郎中慈溪王纶书

① 弘治十三年：公元 1500 年。

② 奉议大夫：文散官名。金始置，正六品下，元升正五品，明为正五品初授之阶，清废。

凡 例

此书以集要名，故止取其要者，以便观览，非有所可否于其间也。又《本草》集合群书，故多重复，使观者厌倦焉，今重复者皆去之。又此书，大约分为上、中、下三部，意见后。

《本草》第一卷，原有总论，发明大意，今兼采《内经》及东垣诸书论说，总附于前，以为本草之源。此为上部。

《本草》部分先玉石，取贵重耳，其他亦多不伦。今此先草部者，书以本草名，药莫多于草也。次木部，次菜部、果部、谷部者，草木之类也。次石部者，无知之物，草木同也。次兽部、禽部、虫鱼部，终以人部焉，人为万物之灵也。此为中部。

《本草》分上、中、下三品。今此只以类相从，便于检阅。

《本草》所收群方，多有三四品药相合者，此宜载诸方书，故今皆删去，止收其本品之所治者。

《大观本草》① 所收，止于徽宗以前。今此兼收后来洁古、东垣、丹溪等所论，斯为详备。

此书有经有传。各条下，或有解释经文及发明余意者，低一字为传。单方附其后，亦传类也。

《本草》第二卷，原有指抄病原，所主药名。今仿其意，分为十二门，曰药性②分类，以为临病用药、制方之际，易于检寻。此为下部。

---

① 大观本草：《大观经史证类备急本草》的简称。系宋大观二年（1108）由通仕郎行杭州仁和县尉管句学事艾晟等重修《证类本草》后所改的书名，为《证类本草》的第一个后续本。

② 性：原文漫漶不清，据中医科学院本补。

目 录

卷之五

本草集要

一〇

下部 药性分类

卷之七

上部　总论

卷之一

论本草大意 多《神农本经》①

《神农本草经》分上、中、下三品，云上药一百二十种为君，主养命以应天，无毒，多服、久服不伤人，欲轻身益气、不老延年者，本上经；中药一百二十种为臣，主养性以应人，无毒有毒，斟酌其宜，欲遏病补虚赢者，本中经；下药一百二十五种为佐使，主治病以应地，多毒，不可久服，欲除寒热邪气，破积聚、愈疾者，本下经。三品合三百六十五种，法三百六十五度，一度应一日，以成一岁。后梁陶隐居又加《名医别录》，亦三百六十五种，倍其数，合七百三十名。《本经》用朱书，《别录》用墨书以别之。

今按：上品药性，亦皆能遣疾，但其势力和厚，不为仓卒之效，然岁月常服，必获大益。中品药性，疗病之辞渐深，轻身之说稍薄，服之者，祛患为速，而延龄为缓。下品药性，专主攻击毒烈之气，倾损中和，不可常服。

药有君臣佐使，以相宣摄，合和宜用一君、二臣、三佐、

---

① 论本草……本经：此10字原脱，据原书目录补。

五使，又可一君、三①臣、九佐使也。

今按：用药犹如立人之制，若多君少臣，多臣少佐，则气力不周也。然检仙经俗方，亦不皆尔。大抵养命之药则多君，养性之药则多臣，疗病之药则多佐。又恐上品君中，复各有贵贱，譬如列国诸侯，虽并称制，而犹归宗周。臣佐之中，亦当如此。所以门冬、远志，别有君臣；甘草国老、大黄将军，明其优劣，皆不同秩也。

药有阴阳配合，子母兄弟，根茎花实，草石骨肉。有单行者，有相须者，有相使者，有相畏者，有相恶者，有相反者，有相杀者。凡此七情，和合视之，当用相须、相使者良，勿用相恶、相反者。若有毒宜制，可用相畏、相杀者；不尔，勿合用也。

按：主疗虽同，而性理不和，更以成患。旧方用药，亦有相恶相反者，服之乃不为害。或有能制持之者，犹如寇贾辅汉，程周佐吴②，大体既正，不得以私情为害。虽然，恐不如不用也。

药有酸咸甘苦辛五味，又有寒热温凉四气，及有毒无毒，阴干曝干，采造时月生熟，土地所出，真伪陈新，并各有法。

凡采药时月，其根物多以二月、八月采者，谓春初津润始萌，未冲枝叶，势力淳浓也；至秋，枝叶干枯，津润归流于下。今即事验之，春宁宜早，秋宁宜晚。华、实、茎、叶，各随其成熟耳。

---

① 三：原作"二"，据本书卷之一《论制方治病用药之法》及《证类本草》改。
② 寇贾辅汉程周佐吴：形容相互辅佐。寇贾，东汉寇恂与贾复并称；程周，三国东吴程普与周瑜并称。

《内经》曰：治病必明六化分治，五味、五色所生，五脏所宜，乃可以言盈虚生病之绪也。谨候气宜，无失病机。其主病何如？曰：司岁备物，则无遗主矣。言采药之岁也。司岁物何也？曰：天地之专精也。曰：司气者何如？曰：司气主岁同，然有余不足也。不足则物薄，有余则物精。非司岁物何如？曰：散也。非专精则散气，散气则物不纯。故质同而异等也。气味有厚薄，性用有躁静，治保有多少，力化有浅深。

又按：凡药昆虫草木，产之有地；根叶花实，采之有时。失其地则性味少异，失其时则气味不全。又况新陈之不同，精粗之不等，须择而用之，斯有效也。

以上论本草大意。多《神农本经》。

论汤药丸散不同及分两修合制造等法 多《本草》旧文①

药性有宜丸者，宜散者，宜水煮者，宜酒渍者，宜膏煎者，亦有一物兼宜者，亦有不可入汤酒者，并随药性。

汤者荡也，去大病用之；散者散也，去急病用之；丸②者缓也，不能速去之，舒缓而治之也。

仲景言剉如麻豆大者，与㕮咀同意。夫㕮咀，古之制也。古者无铁刃，以口咬细，令如麻豆，为粗药，煎之使药水清，饮于腹中则易升易散。今人以刀器剉如麻豆大，此㕮咀之易成也。㕮咀之药，取汁易行经络。若治至高之病加酒煎，去湿以生姜，补元气发散风寒以葱白，去膈上痰以蜜，开痰结以生

---

① 论汤药……草旧文：此21字原脱，据原书目录补。

② 丸：原作"圆"，以避宋钦宗讳。陆心源《皕宋楼藏书志》："《卫生家宝·产科备要》影写宋刊本，瞿氏手跋云：'丸作圆，避钦宗嫌名也（按钦宗名桓）。'"

姜汁。

细末者不循经络，止去胃中及脏腑之积。气味厚者白汤调，气味薄者煎之和粗[1]服。

丸药去下部之疾者，极大而光且圆，治中焦者次之，治上焦者极小。面糊取其迟化，直至下焦。或酒取其散，或醋取其收。犯半夏、南星。欲去湿者，以生姜汁，稀糊为丸，取其易化也。水浸宿炊饼，又易化；滴水丸，尤易化；炼蜜丸者，取其迟化，而气循经络也；蜡丸者，取其难化，而旋旋[2]取效也。

古之方剂，锱铢分两，与今不同。云一升者，即今之大白盏也；云两铢者，六铢为一分，即今[3]二钱半也，二十四铢为一两也；云三两者，即今之二两；云一两者，即今之六钱半。

凡散药，有云刀圭者，十分方寸匕之一，准如梧桐子大也。方寸匕者，作匕正方一寸，抄散取不落为度。钱五匕者，今五铢钱边五字者以抄之。一撮者，四刀圭也，十撮为一勺。

凡丸药，有云如细麻者，即胡麻也。如黍粟亦然。以十六黍为一大豆。如大麻子者，准三细麻也。如胡豆者，即今青斑豆也，以二大麻子准之。如小豆者，今赤小豆；如大豆者，以二小豆准之；如梧桐子大者，以二大豆准之。

凡丸散药，亦先细切，曝燥乃捣之。有各捣者，有合捣者。其润湿药，如天门冬、地黄辈，皆先切，曝，独捣令遍碎，更出细擘，曝干。若逢阴雨，微火烘之。既燥，少停，冷乃捣之。又湿药，燥皆大耗，当先增分两，须得屑乃秤之。

凡筛丸药，用重密绢令细。若筛散草药，用轻疏绢。凡筛

---

① 粗（zhā 渣）：渣滓。《广韵·麻韵》："粗，煎药滓。"
② 旋旋：缓缓。
③ 今：原脱，据中医科学院本补。

丸散药毕，更合于臼中，以杵捣之数百过①，色理和同为佳。

凡汤酒膏中用诸石，皆细捣之，以新绵裹纳中。

凡煮汤，欲微火令小沸②。其水数依方多少，大略二十两药，用水一斗，煮取四升，以此为准。然利汤欲生，少水而多取汁；补汤欲熟，多水而少取汁。服汤宜小沸，热易下，冷则呕涌。

凡膏中有雄黄、朱砂辈，皆别捣细研如面。须绞膏毕，乃投中，以物疾搅，至于凝强③，勿使沉聚在下不调也。有水银者，于凝膏中研令消散。胡粉亦然。

凡汤中用麻黄，皆先别煮两三沸，掠去其沫，更益水如本数，乃纳余药。用细核物，打破之；细花子物，完用之。诸虫，先微炙之，惟螵蛸当中破炙。芒硝、饴糖、阿胶，皆绞④汤毕，纳汁中，更上火二三沸，烊尽乃服之。

凡用蜜⑤，皆先火煎，掠去其沫，令色微黄，则丸经久不烂。掠之多少，随蜜精粗。

凡汤中用麝香、犀角、鹿角、羚羊角、牛黄、蒲黄、丹砂，须熟如粉，临服纳汤中，搅匀服之。

凡诸汤用酒，皆临熟下之。

凡用黄芩、黄连、黄檗、知母，病在头面及手稍皮肤者，须用酒炒之，借酒力以上腾也。咽之下，脐之上，须酒洗之。在下生用，大凡生升熟降。大黄须煨，恐寒则损胃气。黄檗、

① 过：量词。犹遍、次。
② 沸：原作"拂"，据中医科学院本改。
③ 强（jiàng 绛）：僵硬。
④ 绞：谓滤药。
⑤ 蜜：原作"密"，据《证类本草》改。

知母下部药也，久弱之人须合用之，酒浸曝干，恐寒伤胃气也。

以上论汤药丸散不同及分两修合制造等法。多《本草》旧文。

论药性气味法象天地阴阳配合人身脏腑

等义多出《内经》及东垣书①

《内经》曰：阴阳者，天地之道也，万物之纲纪。阳化气，阴成形。故清阳为天，浊阴为地。清阳出上窍，浊阴出下窍；清阳发腠理，清之清者。浊阴走五脏；浊之清者。清阳实四肢，清之浊者。浊阴归六腑。浊之浊者。

阳为气，阴为味。味归形，形归气，气归精，精归化，精食气，形食味，化生精，气生形。味伤形，气伤精，精化为气，气伤于味。阴味出下窍，阳气出上窍。

天有阴阳，风寒暑湿燥火，三阴三阳上奉之。

温热寒凉，四气是也。温热者，天之阳；凉寒者，天之阴。

地有阴阳，金木水火土，生长化收藏下应之。

辛甘淡酸苦咸，五味是也。辛甘淡者，地之阳；酸苦咸者，地之阴。

气厚者为阳，气厚则发热，辛甘温热是也。气薄者为阳中之阴，气薄则发泄，辛甘淡平凉寒是也。味薄者为阴，味薄则通，酸苦咸平是也。味厚者为阴中之阴，味厚则泄，酸苦咸寒是也。

轻清成象，本乎天者亲上也；味薄，茶之类。重浊成形，本乎地者亲下也。味厚，大黄之类。气味辛甘发散为阳，酸苦涌泄为阴。清中清者，清肺以助其天真；清中浊者，荣华腠理；浊中

---

① 论药性……东垣书：此27字原脱，据原书目录补。

清者，荣养于神；浊中浊者，坚强骨髓。

壮火之气衰，少火之气壮。壮火食气，气食少火。壮火散气，少火生气。

天食人以五气，地食人以五味。五气入鼻，藏于心肺，上使五色修明，音声能彰；五味入口，藏于肠胃，以养五气，气和而生，津液相成，神乃自生。

凡药苦平升，微寒平亦升，甘辛平降。甘寒泻火，苦寒泻湿热，苦甘寒泻血热。

茯苓淡，为在天之阳也。阳当上行，何谓利水而泄下？《经》云：气之薄者，乃阳中之阴，所以茯苓利水而泄下，亦不离乎阳之体，故入手太阳。麻黄苦，为在地之阴也。阴当下行，何谓发汗而升上？《经》云：味之薄者，乃阴中之阳，所以麻黄发汗而升上，然亦不离乎阴之体，故入手太阴。附子，气之厚者，乃阳中之阳，故《经》云发热。大黄，味之厚者，乃阴中之阴，故《经》云泄下。粥淡，为阳中之阴，所以利小便；茶苦，为阴中之阳，所以清头目。

凡药根之在土中者，中半以上，气脉之上行也，以生苗者为根；中半以下，气脉之下行也，以入土者为梢。病在中焦与上焦者用根，在下焦者用梢，根升梢降。大凡药根有上中下，人身半以上，天之阳也，用头；在中焦者用身；身半以下，地之阴也，用梢。述类象形者也。

《汤液》云：东方甲风乙木，其气温，其味甘，在人以肝胆应之。南方丙热丁火，其气热，其味辛，在人以心、小肠、三焦、包络应之。中央戊湿，其本气平，其兼气温凉寒热，在人以胃应之。中央己土，其本味咸，其兼味辛甘酸苦，在人以脾应之。西方庚燥辛金，其气凉，其味酸，在人以肺、大肠应之。

北方壬寒癸水，其气寒，其味苦，在人以肾、膀胱应之。

《内经》曰：东方生风，风生木，木生酸，酸生肝，肝生筋，肝主目。在声为呼，在志为怒。怒伤肝，悲胜怒；风伤筋，燥胜风；酸伤筋，辛胜酸。南方生热，热生火，火生苦，苦生心，心生血，心主舌。在声为笑，在志为喜。喜伤心，恐胜喜；热伤气，寒胜热；苦伤气，咸胜苦。中央生湿，湿生土，土生甘，甘生脾，脾生肉，脾主口。在志为思。思伤脾，怒胜思；湿伤肉，风胜湿；甘伤脾，酸胜甘。西方生燥，燥生金，金生辛，辛生肺，肺生皮毛，肺主鼻。在声为哭，在志为忧。忧伤肺，喜胜忧，热伤皮毛，寒胜热；辛伤皮毛，苦胜辛。北方生寒，寒生水，水主咸，咸生肾，肾生骨髓，肾主耳。在声为呻，在志为恐。恐伤肾，思胜恐；寒伤血，燥胜寒；咸伤血，甘胜咸。

肝胆：味，辛补酸泻；气，温补凉泻。心小肠：味，咸补甘泻；气，热补寒泻。三焦、命门补泻同。脾胃：味，甘补苦泻；气，温凉寒热，补泻各从其宜。肺大肠：味，酸补辛泻；气，凉补温泻。肾膀胱：味，苦补咸泻；气，寒补热泻。

凡药之五味，大抵随五脏所入之味而为补泻。甘入脾，酸入肝，咸入肾，苦入心，辛入肺。所入之味，亦不过因其性而调治之。辛主散，酸主收，甘主缓，苦主坚，咸主软。辛能散结润燥，苦能燥湿坚软，咸能软坚，酸能收缓收散，甘能缓急，淡能利窍。

肝苦急，急食甘以缓之；甘草。心苦缓，急食酸以收之；五味子。脾苦湿，急食苦以燥之。白术。肺苦气上逆，急食苦以泻之；诃子皮。肾苦燥，急食辛以润之。知母、黄檗。肝欲散，急食辛以散之；川芎。心欲软，急食咸以软之；芒硝。脾欲缓，急食甘以缓之；甘草。肺欲收，急食酸以收之；白芍药①。肾欲坚，急食苦以坚之。知母。

五宜：肝色青，宜食甘，粳米、牛肉、枣、葵皆甘。心色赤，宜食酸，小豆、犬肉、李、韭皆酸。肺色白，宜食苦，麦、羊肉、杏、薤皆苦。脾色黄，宜食咸，大豆、豕肉、粟、藿皆咸。肾色黑，宜食辛，黄黍、鸡肉、桃、葱皆辛。

五禁：咸走血，血病毋多食咸。苦走骨，骨病毋多食苦。辛走气，气病毋多食辛。酸走筋，筋病毋多食酸。甘走肉，肉病毋多食甘。

五入：五味入胃，各归所喜攻。酸先入肝，苦先入心，甘先入脾，辛先入肺，咸先入肾。久而增气，物化之常，气增而久，夭之由也。盖阴之所生，本在五味；阴之五宫，伤在五味。故味过于酸，肝气以津，脾气乃绝；味过于咸，大骨气劳，短肌，心气抑；味过于甘，心气喘满，色黑，肾气不衡；味过于苦，脾气不濡，胃气乃厚；味过于辛，筋脉沮弛，精神乃央。是故谨和五味，骨正筋柔，气血以流，腠理以密，长有天命矣。央与殃同。

五伤：多食咸，则脉凝泣而变色；多食苦，则皮稿②而毛拔；多食辛，则筋急而爪枯；多食酸，则肉胝膤③而唇揭；多食甘，则骨痛而发落。

五味入于口也，各有所走，各有所病。酸走筋，多食之令人癃；咸走血，多食之令人渴；辛走气，多食之令人洞心；苦

---

① 肝欲散……白芍药：此45字原脱，据中医科学院本补。
② 稿：通"槁"。干枯。《说苑·建本》："弃其本，荣其稿矣。"
③ 膤（zhù 注）：皱缩。《集韵·遇韵》："膤，皱也。"

走骨，多食之令人变呕；甘走肉，多食之令人悗心①。

以上论药性气味法象天地阴阳配合人身脏腑等义。多出《内经》及东垣书。

论制方治病用药之法 多出《内经》及《神农本经》②

《内经》曰：方制君臣，何谓也？岐伯曰：主病之谓君，佐君之谓臣，应臣之谓使，非上、中、下三品之谓也。注：用药为君者最多，为臣者次之，佐者又次之。药之于证，所主同者则等分。帝曰：气有多少，病有盛衰，治有缓急，方有大小，愿闻其约。岐伯曰：气有高下，病有远近，证有中外，治有轻重，适其至所为故也。令药气至病所为故，勿太过与不及也。

《大要》曰：君一臣二，奇之制也；君二臣四，偶之制也；君二臣三，奇之制也；君三臣六，偶之制也。奇谓古之单方，偶谓古之复方。

近者奇之，远者偶之。汗者不以奇，下者不以偶。补上治上制以缓，方若迅急，则上不住而迫下。补下治下制以急。方缓慢，则滋道路而力又微。急则气味厚，缓则气味薄，适其至所，此之谓也。病所远而中道，气味之者，食而过之，无越其制度也。是故平气之道，近而奇耦③，制小其服也；远而奇耦，制大其服也。大则数少，小则数多，多则九之，少则二之。心肺为近，肝肾为远，脾胃居中，身三分之，上为近，下为远。奇之不去则偶之，是谓重方。偶之不去，则反佐以取之。所谓寒热温凉，反从其病也。

帝曰：五味阴阳之用何如？岐伯曰：辛甘发散为阳，酸苦

---

① 悗心：心中烦闷。

② 论制方……本经：此18字原脱，据原书目录补。

③ 耦：双数。

涌泄为阴，咸味涌泄为阴，淡味渗泄为阳。六者或收或散，或缓或急，或燥或润，或软或坚，以所利而行之，调其气，使其平也。帝曰：非调气而得者，治之奈何？有毒无毒，何先何后？岐伯曰：有毒无毒，所治为主，适大小为制也。请言其制。君一、臣二，制之小也；君一、臣三、佐五，制之中也；君一、臣三、佐九，制之大也。寒者热之，热者寒之，微者逆之，甚者从之，坚者削之，客者除之，劳者温之，结者散之，留者攻之，燥者濡之，急者缓之，散者收之，损者益之，逸者行之，惊者平之，上之下之，摩之浴之，薄之劫之，开之发之，适事为故。

帝曰：何谓逆从？岐伯曰：逆者正治，从者反治，从少从多，各观其事。帝曰：反治何谓？曰：热因寒用，寒因热用，塞因塞用，通因通用。必伏其所主，而先其所因。其始则同，其终则异。可使破积，可使溃坚，可使气和，可使必已。

诸寒之而热者取之阴，热之而寒者取之阳，所谓求其属也。用寒远寒，用热远热，用凉远凉，用温远温。

凡药之所用者，皆以气味为主，补泻在味，随时换气。主病者为君，假令治风者，防风为君；治上焦热，黄芩为君；治中焦热，黄连为君；治湿热，防己为君；治寒，附子为君。兼见何证，以佐使药分治之。

形不足者，温之以气；精不足者，补之以味。有取本而得者，有取标而得者，有取中气而得者，有取标本而得者，有逆取而得者，有从取而得者。

病在胸膈以上者，先食后服药；病在心腹以下者，先服药而后食。病在四肢血脉者，宜空腹而在旦；病在骨髓者，宜饱食而在夜。

病在上，不厌频而少；病在下，不厌顿而多。少服，则滋荣于上；多服，则峻补于下。

毒药攻邪，五谷为养，五果为助，五畜为益，五菜为充，气味合而服之，以补精益气。

帝曰：有毒无毒，服有约乎？岐伯曰：病有新久，方有大小，有毒无毒，固宜常制矣。大毒治病，十去其六；常毒治病，十去其七；小毒治病，十去其八；无毒治病，十去其九。谷肉果菜，食养尽之，无使过之，伤其正也。不尽，行复如法。必先岁气，无伐天和。无代化，无违时，必养必和，待其来复。又曰：大积大聚，其可犯也。衰其太①半而止，过者死。若用毒药疗病，先起如黍米，病去即止。不去倍之，不去十之，取去为度。

疗寒以热药，疗热以寒药，饮食不消以吐下药，鬼疰蛊毒以毒药，痈肿疮瘤以疮药，风湿以风湿药，各随所宜。

发表不远热，攻里不远寒。以其不住于中，故夏可用热，冬可用寒。帝曰：不发不泄，而犯寒犯热何如？曰：寒热内贼，其病益甚。曰：无病者何如？曰：无者生之，有者甚之。曰：生之何如？曰：不远热则热至，不远寒则寒至。寒至则坚否②腹满、痛急下利之病生矣。热至则身热、吐下霍乱、痈疽疮疡、瞀③郁注下、瞤瘛④肿胀、呕、鼽⑤衄头痛、骨节变、肉痛、血溢血泄、淋闭之病生矣。治之奈何？曰：时必顺之，犯者治以胜也。

---

① 太：大也。

② 否（pǐ 痞）：阻隔不通。《水经注·泗水》："穴有通否，水有盈漏。"

③ 瞀（mào 冒）：目眩，眼花。

④ 瞤瘛（shùnchì 舜翅）：眼皮跳动而引急。瞤，目动也；瘛，抽搐也。《素问·至真要大论》："厥气上行，面如浮埃，目乃瞤瘛。"

⑤ 鼽（qíu 求）：谓鼻中水出。《素问·金匮真言论》："春善病鼽衄。"

帝曰：郁之甚者奈何？曰：木郁则达之，火郁则发之，土郁则夺之，金郁则泄之，水郁则折之。然调其气，过者折之，以其畏也，所谓泻之。帝曰：假者何如？曰：有假其气，则无禁也。所谓主气不足，客气胜也。

《内经》曰：天地之气，内淫而病，治之奈何？曰：诸气在泉。风淫于内，治以辛凉，佐以苦甘，以甘缓之，以辛散之。热淫于内，治以咸寒，佐以甘苦，以酸收之，以苦发之。湿淫于内，治以苦热，佐以酸淡，以苦燥之，以淡泄之。火淫于内，治以咸冷，佐以苦辛，以酸收之，以苦发之。燥淫于内，治以苦温，佐以甘辛，以苦下之。寒淫于内，治以甘热，佐以苦辛，以咸泻之，以辛润之，以苦坚之。

天气之变，治之奈何？曰：司天之气，风淫所胜，平以辛凉，佐以苦甘，以甘缓之，以酸泻之。热淫所胜，平以咸寒，佐以苦甘，以酸收之。湿淫所胜，平以苦热，佐以酸辛，以苦燥之，以淡泄之。湿上甚而热，治以苦温，佐以甘辛，以汗为故而止。火淫所胜，平以咸冷，佐以苦甘，以酸收之，以苦发之，以酸复之。热淫同。燥淫所胜，平以苦温，佐以酸辛，以苦下之。寒淫所胜，平以辛热，佐以苦甘，以咸泻之。

木位之主，其泻以酸，其补以辛；厥阴之客，以辛补之，以酸泻之，以甘缓之。火位之主，其泻以甘，其补以咸；少阴之客，以甘泻之，以咸收之；少阳之客，以咸补之，以甘泻之，以咸软之。土位之主，其泻以苦，其补以甘；太阴之客，以甘补之，以苦泻之，以甘缓之。金位之主，其泻以辛，其补以酸；阳明之客，以酸补之，以辛泻之，以苦泄之。水位之主，其泻以咸，其补以苦；太阳之客，以苦补之，以咸泻之，以苦坚之，以辛润之。客胜则泻客补主，主胜则泻主补客，随其缓急以治之。

凡欲治病，先察其源，先候病机。五脏未虚，六腑未竭，血脉未乱，精神未散，服药必效。若病已成，可得半愈。病势已过，命将难全。

夫大病之主，有中风、伤寒、寒热、温疟、中恶、霍乱、大腹水肿、肠澼下利、大小便不通、贲豚、上气、咳逆、呕吐、黄疸、消渴、留饮、癖食、坚积癥瘕、惊邪、癫痫、鬼疰、喉痹、齿痛、耳聋、目盲、金疮、踒折①、痈肿、恶疮、痔瘘、瘿瘤，男子五劳七伤、虚乏羸瘦，女子带下、崩中、血闭、阴蚀，虫②蛇蛊毒所伤。此大略宗兆，其间变动枝叶，各宜依端绪以取之。

今按：药之所主，止说病之一名。假令中风，乃有数十种，更复就中求其类例。大体以本性为根宗，然后配合证以合药耳。春秋以前及和缓③之书蔑④闻，而道经略载扁鹊数法，其用药犹是本草家意。至汉淳于意及华佗等方，今时有存者，亦皆条理药性。惟张仲景一部，最为众方之祖，又悉依本草。但其善诊脉，明气候，以意消息之耳。至于刳肠剖臆⑤、刮骨续筋之法，乃别术所得，非神农家事。

以上论制方用药治病之法。多出《内经》及本草。

论随证随经随时用药等法出《本草》及东垣等书及附愚见⑥

《内经》曰：热中消中，不可服膏粱⑦芳草石药。夫芳草之

---

① 踒（wō 窝）折：手脚等猛折，筋骨受伤。
② 虫：原作"蛊"，诸本同，据《证类本草》改。
③ 和缓：《左传》中记载的春秋战国时期秦国两位医术高明的医生。名"和"名"缓"，因二人均以医为业，故人们称之为"医和""医缓"。
④ 蔑：无，没有。
⑤ 臆：胸部。《广韵·职韵》："臆，胸臆。"
⑥ 论随证……附愚见：此23字原脱，据原书目录补。
⑦ 粱：通"粱"。《说文通训定声·壮部》："粱，假借为粱。"

气美，石药之气悍，二者其气急疾坚劲，故非缓心和人，不可以服此。

夫热气慓悍，药气亦然，二者相遇，恐内伤脾。脾者土也，而恶木，服此药者，至甲乙日更论。

夫众病皆起于虚也。虚劳而头痛复热，加枸杞、葳蕤①。虚而欲吐，加人参。虚而不安，亦加人参。虚而多梦纷纭，加龙骨。虚而多热，加地黄、牡蛎、地肤子、甘草。虚而冷，加当归、芎䓖、干姜。虚而损，加苁蓉、巴戟天。虚而大热，加黄芩、天门冬。虚而多忘，加茯神、远志。虚而惊悸不安，加龙齿、沙参、紫石英、小草；若冷，则用紫石英、小草；若客热，则用沙参、龙齿。虚而口干，加麦门冬、知母。虚而吸吸，加胡麻、覆盆子、柏子仁。虚而多气兼微咳，加五味子、大枣。虚而身强，腰中不利，加磁石、杜仲。虚而多冷，加桂心、吴茱萸、附子、乌头。虚而劳，小便赤，加黄芩。虚而客热，加地骨皮、黄耆。虚而冷用黄耆。虚而痰，复有气，用生姜、半夏、枳实。虚而小肠利，加桑螵蛸、龙骨、鸡腍胵②。聊叙增损之一隅，处方者宜准此。

凡五方之气，俱能损人，人生其中，即随气受疾。虽习成其性，亦各有所资，乃天生万物以与人，亦人穷急以致物。今岭南多毒，足解毒之物，即金蛇、白药之属是也。江湖多气，足破气之物，即姜、橘、吴茱萸之属是也。寒温不节，足疗温之药，即柴胡、麻黄之属是也。凉气多风，足理风之药，即防风、独活之属是也。湿气多痹，足主痹之物，即鱼、鳖、螺、

---

① 葳蕤：玉竹。
② 鸡腍胵：鸡内金。

蚬之属是也。阴气多血，足主血之物，即地锦、石血①之属是也。岭气多瘴，足主瘴之物，即常山、盐麸、涪醋之属是也。石气多毒，足主毒之物，即犀角、麝香、羚羊角之属是也。水气多痢，足主痢之物，即黄连、黄檗之属是也。野气多蛊，足主蛊之物，即蘘荷、茜根之属是也。沙气多狐，足主狐之物，即鸬鹚、鸂鷘之属是也。

《炮炙论》序云：世人使药，岂知自有君臣；既辨君臣，宁分相制。只如枚毛今盐草也。沾尿，立消班②肿之毒；象胆挥黏，乃知药有情异。鲑鱼插树，立便干枯，用狗涂之，以犬胆灌之，插鱼处，却当荣盛。无名无名异。止楚③，截指而似去甲毛；圣石开盲，明目而如云离日。当归止血、破血，头尾效各不同；菾子熟生，足睡不眠立据。弊算淡卤，常使者甑中算，能淡盐味。如酒沾交。今蜜枳缴枝。铁遇神砂，如泥似粉；石经鹤粪，化作尘飞。枚见橘花似髓。断弦折剑，遇鸾血而如初；以鸾血炼作胶，黏折处，铁永不断。海竭江枯，投游波燕子是也。而立泛。令铅拒火，须仗修天；今呼为补天石。如要形坚，岂忘紫背；紫背天葵。留砒住鼎，全赖宗心。宗心草。雌雌黄得芹花，立便成庚；砒遇赤须，虎须草。水留金鼎。水中生火，非猹髓而莫能；长齿生牙，赖雄鼠之骨末。发眉堕落，涂半夏而立生；目辟眼睢④，有五花而自正。五

---

① 石血：络石。《本草纲目·络石》："山南人谓之石血，疗产后血结，大良也。"

② 班：通"斑"。《说文解字注·文部》："斑者，辬之俗，又或假班为之。"

③ 楚：痛苦。

④ 睢（suī 虽）：眼睛不正。

加皮。脚生肉枚，裈系菪根①。囊皱旋②多，夜煎竹木。草薢。体寒腹大，全赖鸬鹚。米饮调鸬鹚末服之。血泛经过，饮调瓜子③。咳逆数数，酒服熟雄④。遍体疹风，冷调生侧⑤。肠虚泻痢，须假草零。五倍子末，以熟水下之。久渴心烦，宜投竹沥。除癥去块，全仗硝硇。益食加觞⑥，须煎芦朴。煎逆水芦根并厚朴二味，汤服。强筋健骨，须是苁鳝。驻色延年，精蒸神锦⑦。知疮所在，口点阴胶。甑中气垢，少许于口中，即知脏腑所起，直彻至住处，知痛可医。产后肌浮，甘皮酒服。口疮舌拆⑧，立愈黄苏。脑痛欲亡，鼻投硝末。心痛欲死，速觅延胡。如斯百种，是药之功。

　　宣可以去壅，姜、橘之属是也。通可以去滞，通草、防己之属是也。补可以去弱，人参、羊肉之属是也。泄可以去闭，葶苈、大黄之属是也。轻可以去实，麻黄、葛根之属是也。重可以去怯，磁石、铁粉之属是也。滑可以去著，冬葵、榆皮之属是也。燥可以去湿，桑皮、赤小豆之属是也。湿可以去枯，紫石英、白石英之属是也。寒可以去热，大黄、芒硝之属是也。

---

① 脚生肉枚裈系菪根：《证类本草》注："脚有肉枚者，取莨菪根，于裈带上系之，感应永不痛。"

② 旋：小便。《左传·定公三年》："邾子在门台，临廷。阍以瓶水沃廷。邾子望见之，怒。阍曰：'夷射姑旋焉。'"杜预注："旋，小便。"

③ 瓜子：《证类本草》注："甜瓜子内仁捣作末，去油，饮调服之，立绝。"

④ 熟雄：《证类本草》注："天雄炮过，以酒调一钱匕服，立定也。"

⑤ 侧：《证类本草》注："附子旁生者曰侧子，作末，冷酒服，立瘥也。"

⑥ 觞（shāng 伤）：原作"肠"，诸本同，据《证类本草》改。觞，饮酒。

⑦ 驻色……神锦：《证类本草》注："出颜色，服黄精自然汁拌细研神锦，于柳木甑中蒸七日了，以木蜜丸服，颜貌可如幼女之容色也。"

⑧ 折：同"坼"，裂开。《证类本草》作"坼"。

热可以去寒，附子、官桂之属是也。

东垣报使引经药

小肠膀胱太阳经：藁本、羌活。下，黄檗。

胃与大肠阳明经：葛根、白芷、升麻。下，石膏。

三焦与胆少阳经：柴胡、川芎。下，青皮。

肺手太阴经：白芷、升麻、葱白。

脾足太阴经：升麻、酒浸白芍药。

心手少阴经：独活、细辛。

肾足少阴经：独活、桂。

肝与心胞络厥阴经：川芎、青皮。上，柴胡。

东垣随证治病药品

如头痛，须用川芎；如不愈，各加引经药。太阳川芎，阳明白芷，少阳柴胡，太阴苍术，少阴细辛，厥阴吴茱萸。

如顶巅痛，须用藁本，去川芎。

如肢节痛，须用羌活，去风湿亦宜用之。

如腹痛，须用芍药。恶寒而痛，加桂；恶热而痛，加黄檗。

如心下痞，须用枳实、黄连。

如肌热及去痰者，须用黄芩；肌热，亦用黄耆。

如腹胀，用姜制厚朴。一本有芍药。

如虚热，须用黄耆，止虚汗亦用。

如胁下痛，往来潮热，日晡潮热，须用柴胡。

如脾胃受湿，沉困无力，怠堕①好卧，去痰，用白术。

如破滞气，用枳壳。高者用之，损胸中至高之气，勿多服。

① 堕：通"惰"。《韩非子·显学》："与人相若也，无饥馑疾疚祸罪之殃，独以贫穷者，非侈则堕也。"陈奇猷集释："惰，堕同。"

如破滞血，用桃仁、苏木。

如补血不足，须用甘草。

如去痰，须用半夏。热痰，加黄芩；风痰，加南星；胸中寒痰痞，用陈皮、白术。

如腹中窄狭，须用苍术。

如调气，须用木香。

如补气，须用人参。

如和血，须用当归。凡血受病者，皆用当归也。

如去下焦湿肿及痛并膀胱有火邪者，必须酒洗防己、草龙胆、黄檗、知母。

如去上焦湿及热，须用黄芩，泻肺火故也。

如去中焦湿与痛热，须用黄连，泻心火故也。

如去滞气，用青皮，勿多服，多服泻人真气。

如渴者，用干葛、茯苓，禁半夏。

如嗽者，用五味子。

如喘者，用阿胶。

如宿食不消，须用黄连、枳实。

如胸中烦热，须用栀子仁。

如水泻，须用白术、茯苓、芍药。

如气刺痛，用枳壳。看何部分，以引经药导使之行则可。

如血刺痛，用当归。详上下，用根梢。

如疮痛不可忍者，用寒苦药，如黄檗、黄芩。详上下，用根梢及引经药则可。

如眼痛不可忍者，用黄连、当归根，以酒浸煎。

如小便黄者，用黄檗；数者、涩者，或加泽泻。

如腹中实热，用大黄、芒硝。

如小腹痛，用青皮。

如茎中痛，用生甘草梢。

如惊悸恍惚，用茯神。

如饮水多致伤脾胃，用白术、茯苓、猪苓。

如胃脘痛，用草豆蔻。

凡用纯寒纯热药，必用甘草以缓其力；寒热相杂，亦用甘草，调和其性。

东垣用药凡例

凡解利伤风，以防风为君，甘草、白术为佐。《经》云：辛甘发散为阳。风宜辛散，防风味辛，及治风通用，故以为君。

凡解利伤寒，以甘草为君，防风、白术为佐，是寒宜甘发也。或有别证于前，随证治病药内，选用分两，以君臣论。

凡眼暴发赤肿，以防风、黄芩为君以泻火，以黄连、当归根和血为佐，兼以各经药用之。

凡眼久病昏暗，以熟地黄、当归根为君，羌活、防风为臣，甘草、甘菊之类为佐。

凡痢疾腹痛，以芍药、甘草为君，当归、白术为佐。见血先后，以三焦热论。

凡水泻，以茯苓、白术为君，芍药、甘草为佐。

凡诸风，以防风为君，随治病为佐。

凡嗽，以五味子为君。有痰者，以半夏为佐；喘者，以阿胶为佐；有热无热，以黄芩为佐，但分两多寡不同耳。

凡小便不利，黄檗、知母为君，茯苓、泽泻为佐。

凡下焦有湿，草龙胆、防己为君，甘草、黄檗为佐。

凡痔漏，以苍术、防风为君，甘草、芍药为佐，详别证加减。

凡诸疮，以黄连、当归为君，甘草、黄芩为佐。

凡疟，以柴胡为君，随所发时属经，分用引经药佐之。

以上皆用药之大要，更详别证于前，随证治病药内，逐旋加减用之。

随证治气药论

治气用气药。枳壳利肺气，多服损胸中至高之气；青皮泻肝气，多服损真气。木香行中下焦气，香附快滞气，陈皮泄逆气，紫苏散表气，厚朴泻卫气，槟榔泻至高之气。藿香之馨香，上行胃气。沉香升降真气，脑麝散真气。若此之类，气实所宜。其中有行散者，有损泄者，其过剂乎用之，能治气之标，而不能制气之本。

调气用木香，味辛，气能上升。如气郁而不达，固宜用之。若阴火冲上而用之，则反助火邪矣，故必用黄檗、知母，而少用木香佐之。

丹溪云：气属阳，妄动则为火。凡气有余，皆属火，不足则为气，火炎上，气变为火则上升矣，故上升之气皆属火。又郁则生火，故凡气郁皆属火，凡治气郁、气升有余之证，当用降火药，乃是制其本也。故云凡治上升之气，须用川芎、香附、山栀、黄连、黄芩等药。《局方》治气，率用香辛燥热走散之药，暂时快利，殊不知气有余属火，而香辛燥热之药亦属火，以火济火，病根愈深，真气耗散，阴血干枯，而去死不远矣。详见《局方发挥》。

随症治血药论

治血用血药，四物汤之类是也，请陈其气味专司之要。川芎，血中气药也，通肝经，性味辛散，能行血滞于气也。地黄，血中血药也，通肾经，性味甘寒，能生真阴之虚也。当归，分三治，血中主药也，通肝经，性味辛温，能活血，各归其经也。芍药，阴分药也，通脾经，性味酸寒，能和血，治血虚腹痛也。若求阴药之属，必于此而取则焉。若治者随经损益，摘其一二之所宜为主治可也，此特论血病而求血药之属耳。若气虚血弱，又当长沙血虚，以人参补之，阳旺则生阴血也。若四物者，独能主血分受伤，为气不虚也。辅佐之属，若桃仁、红花、苏木、血竭、牡丹皮者，血滞所宜；蒲黄、阿胶、地榆、百草霜、棕榈灰者，血崩所宜；乳香、没药、五灵脂、凌霄花者，血痛所宜；苁蓉、锁阳、牛膝、枸杞子、益母草、夏枯草、败龟板者，血虚所宜；乳酪、血液之物，血燥所宜；干姜、肉桂，血寒所宜；生地黄、苦参，血热所宜。此特取其证治大略耳，余宜触类而长之也。

随证治火药论

君火者，心火也，可以湿伏，可以水灭，可以直折，惟黄连之属可以制之。相火者，龙火也，不可以水湿折之，当从其性而伏之，惟黄檗之属可以降之。噫！泻火之法，岂止如此，虚实多端，不可不察。以脏气司之，如黄连泻心火、黄芩泻肺火、芍药泻脾火、石膏泻胃火、柴胡泻肝火、知母泻肾火，此皆苦寒之味，能泻有余之火。若饮食劳倦，内伤元气，火不两立，为阳虚之病，以甘温之剂除之，如黄耆、人参、甘草之属。若阴微阳强，相火炽盛，以乘阴位，为血虚之病，以甘寒之剂降之，如当归、地黄之属。若心火亢极，郁热内实，为阳强之病，以咸冷之剂折之，如大黄、朴硝之属。若肾水受伤，真阴失守，无根之火，为阴虚之病，以壮水之剂制之，如生地黄、玄参之属。若右肾命门火衰，为阳脱之病，以温热之剂济之，如附子、干姜之属。若胃虚，过食冷物，抑遏阳气于脾土，为火郁之病，以升散之剂发之，如升麻、干葛、柴胡、防风之属。不明诸此类，而求火之为病，施治何所据依？故于诸经，集略其说，以备处方之用，庶免实实虚虚之祸也。

黄连泻心火；木通泻小肠火。

黄芩泻肺火；栀子佐之。黄芩泻大肠火。

柴胡泻肝火；黄连佐之。柴胡泻胆火。亦黄连佐之。

白芍药泻脾火；石膏泻胃火。

知母泻肾火；黄檗泻膀胱火。

柴胡泻三焦火。

随时用药例

《内经》曰：必先岁气，无伐天和。又曰：升降浮沉则顺之，寒热温凉则逆之。凡用药须看时令，如常用调理药，春加川芎，夏加黄芩，秋加茯苓，冬加干姜。

如解肌发汗，春温月用辛凉药，川芎、防风、柴胡、荆芥、紫苏、薄荷之类；夏暑月用甘辛寒药，干葛、石膏、甘草、薄荷、升麻、柴胡之类；秋凉月用辛温药，羌活、防风、苍术、荆芥之类；冬寒月用辛热药，麻黄、桂枝、干姜、附子之类。若病与时违，不拘此例。

如治温，暑月温病、热病、疫疠病，不可用辛温热药，宜清凉辛甘苦寒之药，升麻、柴胡、干葛、薄荷、石膏、黄芩、黄连、甘草、芍药之类。

如治咳嗽，春多上升之气，用川芎、芍药、半夏、黄芩之类；夏多火炎逼肺，用黄芩、山栀、桑白皮、石膏、知母之类；秋多湿热伤肺，用苍术、桑白皮、黄芩、防风之类；冬多风寒外来，用麻黄、桂枝、半夏、干姜、防风、羌活之类。若病与时违，不拘此例。

如治泄泻，冬寒月，用辛苦温药，干姜、缩砂、陈皮、厚朴之类；夏暑月，暴注水泄，用苦寒酸寒药，黄连、山栀、茵陈、芍药之类。若病与时违，不拘此例。

如伤冷食腹痛，或霍乱、吐泻，虽夏暑月可用辛热温中药，干姜、附子、缩砂、厚朴之类。

如感风寒，肌表寒栗或发热面赤，虽夏暑月可用辛温解表药，生干姜、麻黄、桂枝、羌活、防风之类。

如酒客病，或素有热症人，虽在寒冷月，可用清凉寒苦药，黄芩、黄连、干葛之类。

以上论随证随经随时用药等法。出《本草》及东垣等书及附愚见。

中部　药品

卷之二

草部上计九十种①

人参君

味甘，气温，微寒，气味俱轻，阳也，阳中微阴。无毒。
茯苓为之使，反藜芦，恶卤碱。生上党者良，如人形者有神。凡使去芦头。
和细辛密封，千年不坏。

主补五脏，安精神，定魂魄，止惊悸，除邪气，明目开心
益志，调中生津，通血脉。治五劳七伤，虚损，肺脾阳气不足，
短气少气，肠胃中冷，心腹鼓痛，胸胁逆满，霍乱吐逆，反胃。
久服轻身延年。

补上焦元气，升麻为引用。补下焦元气，茯苓为之使。肺
受寒邪及短气虚喘宜用。肺受火邪喘嗽，及阴虚火动劳嗽吐血
勿用。盖人参入手太阴而能补火，故肺受火邪者忌之。仲景治
亡血脉虚，以此补之者，谓气虚血弱，故补其气而血自生，阴
生于阳，甘能生血也。治中汤，同干姜用。治腹痛吐逆者，里
虚则痛，补不足也。

沙参臣

味苦、甘，气微寒。无毒。恶防己，反藜芦。

---

①　计九十种：此 4 字原无，据原书目录补。

主血积惊气，除寒热，补中益肺气。久服利人，安五脏，止惊烦。治常欲眠，养肝气，疗胃痹，心腹痛，结热邪气，头痛肌热，浮风身痒。卒得疝气，下坠痛如绞者，酒调末服。

肺寒用人参，肺热用沙参。沙参补五脏之阴，人参补五脏之阳。

天门冬君

味苦、甘，气平，大寒，气薄味厚，阴也，阳中之阴。无毒。入手太阴经、足少阴经。地黄、贝母为之使，畏曾青。凡用去皮、去心。服此忌食鲤鱼。

主诸暴风湿偏痹，强骨髓。杀三虫，去伏尸。久服轻身，益气延年。保定肺气，去寒热，养肌肤，悦颜色，益气力，利小便，冷而能补。治肺气咳逆，喘息促急，通肾气，止消渴，疗肺痿生痈、吐脓血，热侵肺吐衄妄行。泻肺火，消痰，补五劳七伤。

苦以泄滞血，甘以助元气，治肺热之功多。患人体虚而热，加而用之。但专泄而不收，寒多者禁服。肺气喘促者，加人参、黄耆，用之神效。

益气延年。捣末，每服酒调下三钱，日三服。兼去癥瘕积聚，风痰癫狂，瘟痹。酿酒亦可。

麦门冬君

味甘、微苦，气平微寒，阳中微阴。无毒。入手太阴经。地黄、车前为之使，恶款冬、苦瓠①，畏苦参。阴干，肥大者佳。凡用抽去心②，不则令人烦。

---

① 瓠（hù 户）：葫芦的一个变种。
② 心：原脱，据中医科学院本补。

主心腹结气，伤中伤饱，胃络脉绝，羸瘦短气，身重目黄，心下支满，口干燥渴。止呕吐，愈痿蹷，消谷调中。治心肺热及虚劳客热，通脉保神，强阴益精。补心气不足及治血妄行，泻肺中伏火及肺痿吐脓。安五脏，令人肥健，美颜色，有子。久服轻身，不老不饥。

加五味子、人参，为生脉之剂，补肺中元气不足。与地黄、阿胶、麻仁同用，能润经益血，复脉通心。

愚按：《本经》用治脾胃多，后人用治心肺多。

干地黄 君

味甘、苦，气寒，味厚气薄，阴中之阳。无毒。得麦门冬、清酒良，恶贝母，畏芜荑。阴干，生者水浸验，沉者名地黄，力佳。酒拌蒸九次，令黑烂者为熟，阴干者为生。忌犯铁器，令人肾消，亦忌食莱菔，令人发白。

主折跌，绝筋伤中。逐血痹，填骨髓，长肌肉。作汤除寒热积聚，除痹。久服轻身不老。《本经》不分生熟，后人分用。酒洒蒸熟则微温，入手足少阴经、厥阴经。大补，血衰须用之。滋肾阴，益气力，利耳目。主血虚劳热，老人中虚燥热，男子五劳七伤，女子伤中，胞漏下血，破恶血，尿血，产后血虚脐腹痛。

生者尤良，大寒，入手太阳经、少阴经，凉血生血，补肾水真阴不足，泻脾中湿热及血热，主妇人崩中不止，及产后血上薄①心，伤身胎动下血，胎不落堕，坠折伤、瘀血、衄血、吐血，皆捣饮之。患人虚而多热，加用之。

---

① 薄：迫近。《楚辞·九章·涉江》："腥臊并御，芳不得薄兮。"洪兴祖补注："薄，迫也。逼近之义。"

熟则补肾，生则凉血。胃寒者斟酌用之，恐损胃气。有痰膈不利者，姜汁炒用之，恐泥膈也。

妊娠下血漏胎。生者同炙干姜，等分为末，酒调方寸匕。

术君

味苦、甘、辛，气温，味厚气薄，阴中阳也。无毒。入足阳明经、足太阴经。防风、地榆为之使，有苍白二种。苍者米泔浸一二日，去粗皮用。服二术，忌食桃、李、雀、蛤。

主风寒湿痹，死肌，痉，疸。止汗除热，消食。作煎饵①，久服轻身，延年不饥。《本经》不分苍白，后人分用。白者又入手少阳经、少阴经，除湿益燥，缓脾生津，补脾胃，进饮食，除胃中热，消虚痰，止下泄，利小便，消肿满及霍乱呕逆，利腰脐间血。上而皮毛，中而心胃，下而腰脐，在气主气，在血主血。又无汗则发，有汗则止，与黄耆同功。

苍者气味辛烈，主大风在身面，风眩头痛，除恶气，辟山岚瘴气，消疟癖气块，心腹胀痛，健胃安脾，宽中进食，发汗，除上焦湿功最大。若补中焦，除湿，力小于白术。又盐水炒，佐黄檗力健，行下焦腰足湿热。一名山精，《神农经》曰：必欲长生，当服山精。

愚按：二术功用颇同，俱能补脾、燥湿。但白者补性多，苍者治性多。

黄　耆

味甘，气微温。无毒。入手少阳经、手足太阴经。恶龟甲、白鲜皮。阴干柔韧皮微黄，肉中白者佳。治疮疡生用，补虚蜜炒而用。

主痈疽久败疮，排脓止痛，大风癫疾，五痔鼠瘘。补虚，

---

① 饵：原作"蚀"，据中医科学院本改。

小儿百病。治脾胃虚弱，疮疡血脉不行，内托阴证疮疡必用之。补丈夫虚损，五劳羸瘦。补中生血，补肺气，实皮毛，泻阴火，为退虚热圣药。治虚劳自汗，无汗则发，有汗则止。又治消渴腹痛，泄痢肠风，血崩带下，月候不匀，产前后一切病。补肾、三焦、命门元气。药中补益，呼为羊肉。

外行皮表，中补脾胃，下治伤寒尺脉不至，是上中下内外三焦之药也。性畏防风，防风能制黄耆。黄耆得防风，其功愈大，盖相畏而相使者也，故二味世多相须而用。又东垣云：泻阴火者，谓内伤者上焦阳气陷下阴分而为虚热，非阴分相火之火也。

病风不能言，脉沉口噤，有形汤药，缓不及事。用黄耆、防风煮汤数十斛，置床下，气如烟雾，熏蒸之，令口鼻俱受，效。陷甲生入肉，常有血疼痛。同当归等分为末，贴疮上。有恶肉，少加硫黄。

甘草君

味甘，气平，生寒，炒熟温，阳也。无毒。入足厥阴经、太阴经、少阴经。白术、干漆、苦参为之使，恶远志，犯大戟、芫花、甘遂、海藻。去皮用。服此忌猪肉及菘菜。

主五脏六腑寒热邪气。坚筋骨，长肌肉，倍力。金疮尰①，解毒，温中下气，烦满短气，伤脏咳嗽。止渴，通经脉，利血气，解百药毒。久服轻身延年，能补三焦元气，健胃和中，养血补血。治腹中急缩痛。善和诸药，使相协而不争，故名国老。性缓，能解诸急，热药用之缓其热，寒药用之缓其寒。生用大泻热火，消疮疽，与黄耆同功，又治肺痿，吐脓血。惟中满禁用之，下焦药亦少用，恐太缓不能达。

---

① 尰：足肿病。《广韵·肿韵》："尰，足肿病。"

梢子：生用，除胸中积热，去茎中痛。

节：生用，消肿导毒。

咽痛；炙二两，煎汤咽服，或加桔梗，名甘桔汤。肺痿久咳嗽，涕唾寒热；炙为末，取小便三合调末一钱匕，日二三服。初得赤白痢；一两炙。豆蔻七个，水三升煎一升，分服。又方，一两炙，生姜半两，浆水一升半，煎八合，服之立效。小儿初生；取一指长，炙，剉，水二合，煮取一合，绵渍点口中，当吐恶汁，令儿无病，或加黄连一条尤妙。中乌头、巴豆毒及饮馔中毒；煮汁服之。又方，加大豆，名甘豆汤，效更速。中蛊毒。炙嚼咽汁，当即吐出，嚼而不吐非毒也。

菊花君

味苦、甘，气平、寒。无毒。桑白皮为之使。正月采根，三月采叶，五月采茎，九月采花，皆阴干。味甘而花黄，应候开者入药。野菊，味苦者名苦薏，大伤胃，不用。又白菊亦入药。

主风头眩，肿痛，目欲脱，泪出。皮肤死肌，恶风湿痹。身上诸风，四肢游风，腰痛去来陶陶①。除胸中烦热，安肠胃，明目，养目血，去翳膜。久服利血气，轻身耐老延年。

头风眩，眼昏旋倒；取九月九日花二三斤，绢囊盛贮入酒浸七日，服之，日三。又用花酿酒名菊酒。又有用花作枕，俱治上病。酒醉不醒；应候花末，饮方寸匕。疔肿垂死；菊叶一握，捣绞汁一升，入口即活，冬用其根。变白延年。三月上寅采苗，六月上寅采茎，九月上寅采花，十二月上寅采根，并阴干百日，等分以成日合，捣千杵为末，酒调一钱，或蜜丸梧桐子大，酒服七丸，日三服，久服效。

菖蒲君

味辛、苦，气温。无毒。秦艽为之使，恶麻黄，忌饴糖、羊肉，勿

---

① 陶（dào 到）陶：驱驰貌。

犯铁。五月、十二月采，阴干。生石涧，一寸九节者良。露根勿用。

主风寒湿痹，咳逆上气。开心孔，补五脏，通九窍，明耳目，出音声。主耳聋耳鸣，头风鬼气，痈疮疥瘙，杀诸虫。止小便利，四肢湿痹不得屈伸，下气除烦闷，止心腹痛。久服轻身，聪明不忘，不迷惑，延年，高志不老。

胎动不安及日月未足而欲产；捣生根汁二三升服之。血海败及产后下血不止；用二两，入酒四盏，煎二盏，分作二服。小儿温疟，积热不解；煎汤浴之。中恶与卒死鬼击；捣生根汁灌之。痈肿发背；生捣贴之，疮干者，捣末水调涂。遍身热毒，疮痛不痒。捣末二三斗，布席上恣卧，以被盖之，五七日愈。

远志君

味苦，气温。无毒。得茯苓、冬葵子、龙骨良，杀天雄、附子毒。畏珍珠、藜芦、蜥蜴。四月采根、叶，阴干。凡使先去心，不则令人烦。

主咳逆伤中。补不足，除邪气，利九窍，益志慧，耳目聪明不忘，强志倍力。利丈夫，定心气，止惊悸，益精壮阳，主梦邪。去心下膈气。久服轻身不老，好颜色，延年。

叶名小草：主益精，补阴气，止虚损梦泄。

黄精君

味甘，气平。无毒。二月采，阴干，单服九蒸九曝，入药生用。

主补中益气，安五脏，益脾胃，润心肺，除风湿，补五劳七伤。久服轻身延年，不饥耐寒暑。《博物志》曰：太阳之草，名曰黄精。饵之可以长生。

薯蓣臣。俗名山药

味甘，气温平。无毒。手太阴经药。二门冬、紫芝为之使，恶甘遂。日干生用，怀庆者佳。

主伤中，补虚羸，除寒热邪气，补中益气力，长肌肉。治头风眼眩，止腰痛，强阴，补心肺不足，除烦热。凉而能补，亦润皮毛干燥。主泄精健忘，开达心孔，多记事。久服耳目聪明，轻身不饥延年。

五味子君

味酸，气温，味厚气轻，阴中微阳。无毒。入手太阴、足少阴经。苁蓉为之使。恶葳蕤，胜乌头。阴干。

主益气，咳逆上气，劳伤羸瘦，补不足，强阴，益男子精，止渴生津。在上滋肺，在下补肾。又气耗散者，用此收之。多食致虚热，收补之骤也。

夏月与黄耆、人参、麦门冬少加黄檗煎服，使人精神顿加，两足筋力涌出。寒月与干姜同用，治肺寒气逆咳嗽。又火热嗽必用之。盖火气盛者骤用寒凉药，恐相逆，宜用五味子等酸收之药，敛而降之。

肉苁蓉臣

味甘、酸、咸，气微温。无毒。五月五日采，阴干。先用酒浸一宿，并刷去浮甲，劈破中心，去白膜如草样①，却用酒蒸，酥油涂炙。

主五劳七伤，补中。除茎中寒热痛，养五脏，强阴益精气，多子，妇人癥瘕。久服轻身。治男绝阳不兴及泄精，尿血遗沥；女绝阴不产及血崩带下，阴痛。暖腰膝，强筋髓，命门相火不足，以此补之。丹溪云：峻补精血，骤用反致动大便。

锁　阳

味甘、咸。酥油涂炙。

---

① 去白膜如草样：诸本同。《雷公炮炙论》作"去白膜一重，如竹丝草样"。

补阴气，益精，可代苁蓉。治虚而大便燥结，不燥者勿用。

菟丝子君

味辛、甘，气平、温。无毒。得酒良。酒浸曝干，再浸再曝，杵末用。宜丸不宜煮。

主续绝伤，补不足，益气力肥健。疗男子、女人虚寒，腰痛膝冷。添精补髓，强阴坚筋骨。主茎中寒，精自出，尿有余沥，鬼交泄精，尿血，口苦燥渴，寒血为积。久服明目轻身延年。

小儿头疮及女人面疮；煎汤洗之。小儿热痱；取茎叶挼①以浴之。小儿痘疮痒痛。取子及茎叶煎浓汤，热渍洗之。

牛膝君

味苦、酸，气平。无毒。恶龟甲，畏白前。阴干，长大而柔润者佳。酒洗用，忌牛肉。

主寒湿痿痹，四肢拘挛，不可屈伸，逐血气，伤热火烂，堕胎。久服轻身耐老。疗伤中少气，男子阴消，老人失尿。补中续绝，壮阳益精，填骨髓，止发白。除腰脊痛，妇人月水不通，血结癥瘕，产后心腹痛并血晕。活血生血，能引诸药下行，腰腿之疾不可缺。病人虚羸，加而用之。

老疟久不断；取根一握，水六盏，煎三盏，作三服，未发前服，临发又服。小便不利，茎中痛欲死，及妇人血结腹痛；取一大握，酒煮，饮之立愈。金疮痛及卒得恶疮不识；取生根捣，傅②之。竹木刺入肉。嚼烂罨之即出。

---

① 挼（ruó）：揉搓。
② 傅：通"敷"，涂抹。《说文通训定声·豫部》："傅，假借为敷。"

女萎君。即萎蕤

味甘，气平。无毒。畏卤碱，立春后采，阴干。

主中风暴热，四肢拘挛，不能动摇，跌筋结肉，诸不足。补五劳七伤。主时疾寒热，虚劳客热，头痛目痛，眦烂泪出，心腹结气，湿毒脚膝痛，茎中寒。久服去面黑䵟①，好颜色润泽，轻身不老。又云：主霍乱泄利。

薏苡仁

味甘，气微寒。无毒。八月采实，采根无时。

主筋急拘挛，不可屈伸，风湿痹。下气，除筋骨邪气不仁，利肠，消水肿。令人能食，久服轻身益气。

其根下三虫②。此药力势和缓，凡用须倍于他药。

古方心肺药多用之。治肺痿肺痈，吐脓血，咳嗽涕唾，上气；取仁十两，水三升，煎一升，入少酒服。蛔虫攻心腹痛。取根切，水煮浓汁服之，虫死尽出。

石斛君

味甘，气平。无毒。恶凝水石、巴豆，畏僵蚕、雷丸。生石上，采茎阴干，酒洗蒸用。

主伤中除痹，下气。补五脏虚劳羸瘦，强阴益精，壮筋骨，补内绝不足。治胃中虚热有功，平胃气。长肌肉，逐皮肤邪热痱痛，脚膝疼，冷痹软弱。久服厚肠胃，轻身延年，定志除惊。

巴戟天使

味辛、甘，气微温。无毒。覆盆子为之使，恶雷丸、丹参，采根

---

① 䵟（gǎn 赶）：脸上的黑斑。
② 虫：原作"蛊"，据《证类本草》改。

阴干。

主大风邪气，阴痿不起。强筋骨，安五脏，补中增志益气。疗头面游风，大风血癞，小肠及阴中相引痛。补五劳，利男子，治夜梦鬼交泄精。病人虚损加而用之。

补骨脂一名破故纸

味苦、辛，气大温。无毒。恶甘草，忌羊肉。酒浸一宿，东流水洗，蒸半日，日干。

主五劳七伤，风虚冷痹，四肢疼痛，骨髓伤败，阳衰肾冷，精流腰痛，膝冷囊湿，小便利及妇人血气。

男子劳伤，下元虚冷，添精益气。用一斤制，再用乌油麻一升和炒，令麻子声绝，播①去麻子，取补骨脂为末，醋煮面糊丸，如梧桐子大，温酒或盐汤下。又方，同胡桃肉研烂为丸服。

芎䓖臣

味辛，气温，无毒。少阳经药，入手足厥阴经。白芷为之使，畏黄连，形块重实、色白者良。

主中风入脑，头痛寒痹，筋挛缓急，金疮，妇人血闭无子。治少阳头痛、血虚头痛之圣药。散肝经风、头面风不可缺。又治一切血，破癥结宿血，养新血，鼻洪吐血，尿血，痔瘘，脑痈发背，瘰疬瘿赘。排脓消瘀，长肉。上行头目，下行血海，通肝经，血中之气药也。治一切气，心腹坚痛，胁痛，疝痛。温中散寒，开郁行气，燥湿。

叶名蘼芜：辛香，亦治风辟邪。

《春秋》注云麦曲鞠䓖，所以御湿。得细辛，疗金疮止痛；得牡蛎，疗头风吐逆。单服、久服则走散真气，辛散故也。

①　播：通"簸"。簸扬。《说文通训定声·乾部》："播，假借为簸。"

妇人经络住验胎法；生为末，空心浓煎，艾汤下一匙，腹内微动，是有胎也。妇人崩中不止。一两剉，酒一大盏，煎五分，入生地黄汁二合，煎二三沸，食前分作二服。

当归臣

味甘、辛，气温，阳中微阴。无毒。入手少阴经，足太阴、厥阴经。畏菖蒲、海藻，恶热面。阴干，酒浸用。

主咳逆上气，温疟虚劳，寒热洗音癣。洗①在皮肤中，妇人漏下绝子。诸恶疮疡，金疮，煮饮之。又温中止痢腹痛，疗齿痛不可忍。酒蒸治头痛，诸头痛皆属木，故以血药治之。治血通用，和血、补血、破恶血，大补不足，决取立效之药。气血昏乱，服之即定，能使气血各有所归，故名当归。妇人产后备急，男子补虚速效，不可缺也。

头止血，身和血，尾破血，全用无效。又云全用和血，大抵全用，在参、耆皆能补血，在大黄、牵牛皆能破血。从桂、附则热，从硝、黄则寒。

芍药臣

味苦、酸，气微寒，气薄味厚，阴也，降也，阴中之阳。有小毒。入手足太阴经。雷丸为之使。恶石斛，畏硝石、鳖甲、小蓟，反藜芦。有赤、白二种，花亦有二色。

主邪气腹痛，除血痹，破坚积，寒热疝瘕，利小便，益气，通顺血脉。抑肝缓中，扶阳收阴，补血散恶血，利大小肠，通月水，消痈肿发背、痔瘘。又下痢疾必用之，痢而腹中痛者炒用，后重生用。

脾经之药，白者补，赤者泻。赤者利小便、下气，白者止

---

① 洗：原脱，据《证类本草》补。

痛散血。得炙甘草为佐，治腹中痛。夏月少加黄芩，如恶寒而痛加肉桂。又云：惟治血虚腹痛，盖诸痛宜辛散，芍药酸收故也。酒浸炒与白术同用，则能补脾；与川芎同用，则能泻肝；与参、术同用，则能补气。又产后不可便用，以其酸寒伐生发之气也。又血虚寒人禁用。又云：冬月减芍药，以避中寒。

茺蔚子即益母草

味辛、甘，气微温。无毒。

主明目益精，除水气，疗血逆，大热头痛，心烦，产前后诸疾，行血养血，难产。久服轻身。

茎：主瘾疹痒，可作汤浴。

苗、叶：同功，捣傅疔肿、乳痈。捣苗绞汁服，消疔肿，诸恶毒肿，子死腹中，产后血胀血晕，小儿疳痢。

车前子君

味甘、咸，气寒。无毒。五月五日采，阴干。

主气癃。止痛，利水道，小便淋沥，除湿痹。虽利小便而不走气，与茯苓同功。明目，疗肝中风热冲目赤痛。养肺强阴，益精，令人有子。又治妇人产难，为末，酒服之。

叶及根：主鼻衄、瘀血、尿血，捣汁饮之。热痢，捣叶汁一盏，入少蜜煎服。

菥实菥草之实

味苦、酸，气平。无毒。八月九月采，日干。

主益气，充肌肤，明目，聪慧先知。久服不饥不老，轻身。

卷柏君

味辛、甘，气温、平、微寒。无毒。五月七月采，阴干。

主五脏邪气，女子阴中寒热痛，癥瘕，血闭绝子。治脱肛，散淋结，头中风眩，痿蹶。强阴益精。镇心，治鬼邪啼泣。久服轻身、和颜色。生用破血，炙用止血。

蒲黄君

味甘，气平。无毒。

主心腹膀胱寒热。利小便，止血消瘀血。久服轻身益气力，延年。治一切吐衄唾崩，肠风血痢，尿血扑血，血癥带下，月候不匀，心腹痛，产后诸血病，并疮疖风肿。若破血消肿，即生用，补血止血则炒用。

蒲荟：筛黄粉下，后有赤滓是。炒用以涩肠已泄，殊胜。

续断君

味苦、辛，气微温。无毒。地黄为之使，恶雷丸。阴干，节节断、皮黄皱者为真。酒浸用。

主伤寒，补不足，调血脉，金疮，痈伤折跌，续筋骨。妇人乳[1]难，产前后一切病，崩中漏血，尿血，金疮血内漏；止痛生肌及跂伤恶血腰痛，关节缓急。缩小便，止泄精，子宫冷。久服益气力。

骨碎补使

味苦，气温。无毒。采根无时，削去毛用。

主破血，止血。补伤折骨碎，疗骨中毒气，风血疼痛，五劳六极。亦入妇人血气药。本名胡孙姜，唐明皇以其主折伤有效，故名。捣末，煮黄米粥和之，裹伤处良。

---

① 乳：生子。《广雅·释诂》："乳，生也。"《史记·扁鹊仓公列传》："菑川王美人怀子而不乳。"司马贞索引："乳，生也。"

菴䕡子使

味苦，气微寒，微温。无毒。荆实、薏苡①为之使。阴干，状如蒿、艾之类。

主五脏瘀血，腹中水气，肿胀留热。风寒湿痹，身体诸痛，腰脚重，骨节烦疼。妇人月水不通。消食明目。久服轻身，延年不老。人家种此辟蛇。

诸瘀血不散变成痈；捣取生汁一升服之。打扑损折瘀血。并单服，煮汁服。

蒺藜子君

味苦、辛，气温微寒。无毒。乌头为之使。有黑白二种，黑者有三角刺，不入汤药，入丸散并炒用。

主恶血，破癥结积聚、喉痹乳难。久服长肌肉，明目轻身。治身体风痒，头痛，咳逆，伤肺肺痿，小儿头疮，痈肿阴㿉②。止遗沥，泄精，溺血。治风明目最良。

其叶：主风痒，可煮以浴。

白癜风。取白子生捣为末，酒调服之。又收花，阴干为末，每服二三钱，饭后温酒调服。

地肤子君。又名落帚

味苦，气寒。无毒。阴干。

主膀胱热，利小便，补中益精气，强阴。久服耳目聪明，轻身耐老。作汤沐浴，去皮肤中热气；洗目，去热暗雀盲涩痛。

其叶：捣绞汁，主泄泻，止赤白痢，解恶疮毒。

---

① 薏苡：原脱，据中医科学院本及《证类本草》补。
② 㿉（tuí 颓）：同"癞"。指男子阴囊肿大，女子子宫脱垂。

决明子臣

味咸、苦、甘，气平微寒。无毒。蓍实为之使，恶大麻子。十月十日采，阴干百日。

主青盲目淫、肤赤白膜、眼赤痛、泪出，除肝家热。久服益精光，轻身。又解蛇毒。贴脑心，止鼻洪。日取一匙，挼令净，空心吞之，百日见夜光。作枕胜黑豆，治头痛明目。

青葙子

味苦，气微寒。无毒。三月采茎叶，阴干，五月、六月采子。

主邪气，皮肤中热，风瘙身痒。杀三虫，恶疮疥虱痔蚀，下部䘌疮。

子：名草决明，疗唇口青，治肝脏热毒冲眼，赤障青盲，翳肿。益脑髓，明耳目，镇肝。

漏芦君

味苦、咸，气寒。无毒。

主皮肤热，恶疮疽痔，乳痈，湿痹。下乳汁，止遗溺，泄精，尿血，肠风。治扑损，续筋骨，傅金疮止血长肉。久服轻身益气，耳目聪明，不老延年。

天名精使。一名麦句姜

味甘，气寒。无毒。垣衣为之使，五月采。

主瘀血血瘕欲死，下血止血，利小便。治金疮折伤。久服轻身耐老。

丹参臣

味苦，气微寒。无毒。畏碱水，反藜芦。五月采根，曝干。又云：冬采良，夏采虚恶。

主心腹邪气，肠鸣幽幽如走水，寒热积聚，破癥除瘕，止烦满。益气养血，破宿血，生新血，安生胎，落死胎，止血崩带下，调妇人经脉不匀。治骨节疼痛，四肢不遂，腰脊强，脚痹软弱，风邪留热，头痛眼赤，热温狂闷，中恶百邪鬼魅，腹痛，恶疮瘿赘肿毒，排脓止痛，生肌肉。

玄参_使

味苦、咸，气微寒。无毒。足少阴经君药。<small>恶黄耆、干姜、大枣、山茱萸，反藜芦。三月、四月采根，日干。凡用勿犯铜。</small>

主腹中寒热积聚，女子产乳余疾。补肾气，令人目明，强阴益精。治暴中风伤寒，身热支满，狂邪忽忽[1]不知人，温疟洒洒，头风热毒，骨蒸传尸邪气，血瘕坚癥。散颈下核，痈肿。又此药乃枢机之剂，管领诸气上下，肃清而不浊，治空中氤氲之气、无根之火，此为圣药也。

紫参_使

味苦、辛，气寒。无毒。<small>畏辛夷。三月采根，火炙使紫色。</small>

主心腹积聚，寒热邪气。通九窍，利大小便。疗肠胃大热，唾血衄血，肠中聚血，妇人血闭，痈肿诸疮。仲景治痢用之。

茜　根

味苦，气寒，阴中微阳。<small>二月、三月采，入药炒，用勿犯铁。</small>

主寒湿风痹，黄疸。补中，治六极伤心肺，衄血吐血，内崩下血，尿血，产后血晕，乳结，扑损瘀血。去诸死血，主蛊毒尤胜。《周礼》庶民掌除蛊毒，以嘉草攻之，襄荷与茜也。

中蛊或吐下血如烂肝。<small>茜根、襄荷叶各二两切，水四升煮取一升，</small>

---

① 忽忽：失意貌。《汉书·李广苏建传》："忽忽如狂。"

顿服之。

茅根 臣

味甘，气寒。无毒。六月采。

主劳伤虚羸，补中益气。除瘀血血闭寒热，利小便，下五淋，止消渴，解肠胃热，妇人崩中。

苗如针，谓之茅针：可啖，益小儿。生捣，傅金疮止血并痛。煮服之，主鼻洪及下血溺血。恶疮肿未溃者，煮服之主溃，一针一孔，二针二孔。

花：亦主衄血、吐血、金疮。

艾叶 使

味苦，气微温，阴中之阳。无毒。三月三日、五月五日采，陈久者良。亦生捣汁用，又作煎，勿见风。

主灸百病。可作煎，止下痢赤白、吐血、衄血、泻血、妇人漏血。安胎止腹痛，辟风寒，暖子宫，使人有子。除心腹恶气、一切鬼气。利阴气，生肌肉。疗五脏痔、下部䘌疮。汁杀蛔虫。醋煎作煎，治癣良。

实：主明目，壮阳助阴，治鬼气。

治百恶鬼气：取实和干姜杵为末，蜜丸如桐子大，空心服三十丸，以饭压之，日再服。又熟艾如鸡子大三枚，水五升，煎取二升，顿服亦可。病人齿无色，舌上白，喜睡不知痛痒处，或下痢，此䘌虫食下部也，急治之。以竹筒一头纳下部孔中，一头烧艾令烟入，更入少雄黄良。

地 榆

味苦、甘、酸，气微寒，气味俱厚，阴也。无毒。得发①良，

---

① 发：头发。

恶麦门冬。

主妇人乳痉痛，七伤，带下病，月水不止，血崩，产前后诸血疾，肠风血痢，赤白痢，及小儿疳热、泻痢极效。疗金疮，止痛，除恶肉，蚀脓，诸瘘恶疮，热疮。可作金疮膏。

性沉寒，入下焦，热血痢则可，若虚寒人水泻及冷痢勿轻用。

小儿疳痢，浓煮汁饮之。

大小蓟根

味甘、苦，气温，又云凉。五月采，阴干。

主养精保血。大蓟，主女子赤白沃，安胎，止吐血、衄血、下血；疗痈肿恶疮，生研，酒并小便任服。又盐研罯①傅。小蓟，专主血疾。

红蓝花

味辛、甘、苦，气温，阴中之阳。无毒。堪作胭脂，及染真红。

主产后血晕，口噤，腹内恶血不尽，绞痛，胎死腹中，并酒煮服。又主蛊毒，下血。多用则破血，少用则入心养血、和血。与当归同功。

苗：生捣傅游肿。

子：吞数粒，主天行疮子不出。

胭脂：主小儿聤耳，滴耳中。

喉痹塞不通；捣湿花绞汁一小升，细服之，瘥为一度②。无湿花，浸干者如前法，极验。一切肿；捣取汁，服之，不过再三服。量肿大小而多少服之。女子中风，血热烦渴兼血气刺痛。取子一升杵碎，酒拌晒干，

① 罯（ǎn 俺）：原作"窨"，据《证类本草》改。罯，覆盖。
② 瘥为一度：《证类本草》作"以瘥为度"。

重杵为末，蜜丸如桐子大，空腹酒下四十丸。

牡 丹

味辛、苦，气寒，阴中微阳。无毒。入手厥阴经，足少阴经。畏菟丝子，采根皮去心。

主寒热中风，瘈疭痤，惊痫邪气，虚劳无汗，骨蒸热，泻阴中火。除癥坚瘀血留舍肠胃不散，衄血，吐血。女子经脉不通，血沥腰痛。治胎下胞，产后一切冷热血气。治神志不足，安五脏。疗痈疮，排脓止痛。

郁 金

味辛、苦，气寒，纯阳。无毒。色赤，似姜黄。

主血积下气。凉心止血，破恶血，血淋，尿血。女人宿血气心痛，温醋摩①服之。治金疮生肌。亦啖马药，主马热病。小儿方、马医多用之。此芳草也，古用合酿酒以降神。

《衍义》② 云不香。丹溪云：性轻扬，能致达酒气于高远，如龙涎无香，能散达诸香之气耳。因轻扬之性，古人用以治郁遏。

姜 黄

味辛、苦，气寒，又云温。无毒。色黄，类生姜而圆，有节似郁金。云是经种三年以上老姜也。

主心腹结积，痓忤。下气胀，治气为最。破血，通月经，治扑损瘀血，产后败血攻心。消痈肿。其主治功力烈于郁金。

延胡索

味辛、苦，气温。无毒。入手足太阴经。生奚国，如半夏色黄。

---

① 摩：研磨。《说文解字·手部》："摩，研也。"
② 衍义：即《本草衍义》，宋代寇宗奭撰。

主破血，产后诸病因血所为者，妇人月经不调，腹中结块，崩中淋露，因损下血，产后血晕，暴血冲上，或酒摩及煮服。又治心气痛、小腹痛、暴腰痛。

莎草根一名香附子

味甘，气微寒，阳中之阴。无毒。阴干，石臼捣净，勿犯铁。用须童便浸或醋煮。

主除胸中热。充皮毛，久服益气，长须眉。大能下气开郁，又逐去凝血。炒黑能止血，治崩漏。血中之气药，凡血气药必用之。能引血药至气分而生血，妇人之仙药也。

妇人乳肿痛。捣末，醋煮厚傅之。

鳢肠即旱莲子草

味甘、酸，气平。无毒。阴干。

主血痢。针灸疮发，洪血不可止者，傅之立已。汁涂发眉，生速而繁；作乌髭药用之。

鼠尾草

味苦，气微寒。无毒。四月采叶，七月采花，阴干。

主鼠瘘寒热，下痢脓血不止。白花者主白下，赤花者主赤下。浓煮汁服，或为末粥饮下。

刘寄奴草

味苦，气温。无毒。

主破血，产后余疾，下血止痛极效。治心腹痛，下气水胀。

鸡冠子

气凉。无毒。入药炒用。

止肠风泻血，赤白痢。妇人崩中带下。

柴胡君

味苦，气平、微寒，气味俱轻，阳也，升也，阴中之阳。无毒。少阳经、厥阴经行经之药。半夏为之使，畏女菀、藜芦，生银夏者最良。

主心腹，去肠胃中结气，饮食积聚，寒热邪气，推陈致新。久服轻身明目。除往来寒热，早晨潮热，伤寒心下烦热，诸痰热结实，胸中邪逆痛，本经头痛。

在经主气，在脏主血。妇人产前后必用之药。加以四物、秦艽、牡丹皮等同为调经之剂，佐以三棱、广茂①、巴豆之类，能消积血，治伤寒寒热往来，为最要药。又治疟必用之。又能引清气行阳道，升提胃气，上行春令。又后人治劳方中多用之，若止虚劳而无实热，用之致死。

前胡使

味苦，气微寒。无毒。半夏为之使，恶皂荚，畏藜芦。

主痰满，胸胁中痞，心腹结气，风头痛，去痰实下气最要。治伤寒寒热，推陈致新，明目。治小儿一切疳气。

白薇臣

味苦、咸，气平，大寒。无毒。恶黄耆②、大黄、干姜、干漆、山茱萸、大枣。三月三日采根，阴干。

主暴中风，身热支满，忽忽不知人。狂惑邪气，寒热酸疼，温疟洗洗，发作有时。疗伤中淋露，下水气。

黄连臣

味苦，气寒，味厚气薄，阴中阳也。无毒。入手少阴经。

---

① 广茂：蓬莪术。
② 耆：原作"蓍"，据《证类本草》改。

黄芩、龙骨为之使。恶菊花、芫花、玄参，畏款冬。胜乌头，解巴豆毒。服之，恶猪肉，忌冷水。

主热气，目痛，眦伤，泣出，明目；肠澼①，腹痛，下痢，妇人阴中肿痛。久服令人不忘。镇肝益胆，眼暴赤肿。久下赤白脓血，为治痢之最。解热毒，泻心火，止惊悸，止消渴。调胃厚肠，除脾胃中湿热，烦燥恶心，郁热在中焦，兀兀欲吐，心下痞满及诸疮肿毒必用之。又主形瘦气急，小儿疳气。酒浸炒上行，姜汁炒辛散，冲热有功。

治痢，同木香捣末，白蜜丸如桐子大，空腹下二三十丸，日再服，神效。又方：与干姜各为末，每服用连二钱，空心温酒下。久脾泄：用一两，同生姜四两，慢火炒令姜干，去姜，取连，杵末，每空心茶调二钱。小儿食土。和好土，浓煎汁，搜②之，日干与服。

胡黄连

味苦，气平。无毒。恶菊花、玄参。生胡国，似干杨柳枝，心黑外黄，折之尘出如烟者真。忌猪肉，令人漏精。

主久痢成疳，伤寒咳嗽，温疟，骨蒸劳热。补肝胆，明目。理腰肾，去阴汗。小儿惊痫，寒热不下食，霍乱下痢，小儿药多用之。又治妇人胎蒸虚惊。

黄芩 臣

味苦，气平、寒，味薄气厚，阳中阴也。无毒。入手太阴经。山茱萸、龙骨为之使。恶葱实，畏丹砂、牡丹、藜芦。三月三日采根阴干。

---

① 澼：原作"癖"，据《证类本草》改。下同。
② 搜（shǎo）：搅和，拌和。

主诸热黄疸，肠澼泄痢。逐水，下血闭，恶疮疽①蚀火疡，目赤肿。解在肌风热，泄肺受火邪上逆于膈上，消膈上热痰及胃中湿热，小腹绞痛，利小肠。主天行热疾、疔疮乳痈发背。

枯飘者，名宿芩，入肺经。酒炒上行，主上部积血。圆实者，名子芩，入大肠，除热，补膀胱不足，滋其化源。治下痢脓血，腹痛后重，身热。与芍药、甘草同用，又主妊娠，为安胎之圣药，清热降火故也。又得厚朴、黄连止腹痛；得五味子、牡蒙、牡蛎，令人有子；得黄耆、白敛、赤小豆，疗鼠瘘。

草龙胆君

味苦、涩，气大寒，气味俱厚，阴也。无毒。贯众为之使，恶防葵、地黄。

主骨间寒热，惊痫邪气，杀蛊毒。除胃中伏热，时气温热，黄疸，下焦湿肿，热泄下痢。去肠中小虫。益肝胆气，止惊惕。酒浸之则上行，治两目赤肿睛胀，瘀肉高起，疼痛不可忍，佐柴胡，眼疾必用之药也。久服益智不忘，轻身耐老。空腹勿饵，令人溺不禁。又治痈肿口疮，小儿惊痫，客忤疳气。

防己君

味辛、苦，气平寒，阴也。无毒。通行十二经。杀雄黄毒，恶细辛，畏草薢。采根阴干去皮用。文如车辐理解者良。汉防己君，木防己使，即根苗之名。

主风寒温疟，热气诸痫。除邪，利大小便。疗风水气，腰以下至足湿热肿，脚气。去膀胱热及伤寒寒热邪气，中风手脚挛急。又主肺气喘嗽，膈间支满。杀痈肿恶结，诸蜗疥癣虫疮。

汉主水气，木主风气。

---

① 疽：原作"疸"，据《证类本草》改。

葛根 _臣

味甘，气平，性轻浮。无毒。足阳明经行经的药。杀野葛、巴豆、百药毒，五月采根曝干，取入土深者去皮用。

主消渴，身大热，呕吐，诸痹。起阴气，解诸毒。疗伤寒中风头痛，解肌发表出汗。治脾虚而渴，能升提胃气，除胃热。解酒毒，疗金疮，止痛。

生根汁：大寒，治天行时病，壮热烦渴，热毒吐血及妊娠热病心闷。小儿热痞。

叶：主金疮，止血。

葛谷：主下痢十岁以上。

花：主消酒，并小豆花干末服方寸匕，饮酒不知醉。

葛粉：甘寒。主压丹石，解鸩毒。水调服三合，食之去烦热，利大小便，止渴。

栝楼根

味苦，气寒，味厚，阴也。无毒。枸杞为之使。恶干姜，畏牛膝、干漆，反乌头。入地深者良。

主消渴身热，烦满大热。补虚安中，续绝伤。除肠胃中痼热，八疸身黄，唇干口燥，短气。通月水，止小便利。排脓，消肿毒，生肌长肉，消乳痈发背，痔瘘疮疖，扑损瘀血。

茎叶：治中热伤暑最效。

子：味苦甘，性润。治痰嗽，利胸膈。甘能补肺，润能降气。胸有痰者，以肺受逼，失降下之令，今得甘缓润下之助，则痰自降，宜为治嗽之要药。又洗涤胸膈中垢腻，治消渴之细药。又止吐血，肠风泻血，赤白痢，并炒用。又下乳汁，取仁炒干，令香熟为末，酒调一匕，合面卧少时。

苦　参

味苦，气寒沉，纯阴。无毒。玄参为之使。恶贝母、菟丝，反藜芦。少入汤用，多作丸服或浸酒。

主心腹结气，癥瘕积聚，黄疸，溺有余沥。逐水除痈肿，补中明目止泪。治时气恶病，大热肠澼，热痢热毒风，皮肌烦燥。杀虫疮疥，赤癞眉脱，治大风有功，及遍身热，细疹痒痛，胸颈①脐腹近阴处皆然。

有人用揩齿，岁久遂得腰重之疾，盖能峻补阴气，气降而不升故也。

癞疾恶物；取五斤切，以好酒三斗渍一月，每饮一合，日三服不绝。瘟病狂言，心燥，结胸垂死；取一二两，以酒二升煮一升，顿服之，有汗无汗或吐皆瘥。肠风泻血并热痢；炒带烟出，为末，饭饮下。卒心痛。取一两，酒煎，热服。

防葵君

味辛、甘、苦，气寒。无毒。三月三日采根，日干，依时采者入水沉，勿误用狼毒。

主疝瘕肠泄，膀胱热结，溺不下；咳逆温疟、鬼疟，癫痫惊邪狂走；小腹支满胪胀②，口干。除肾邪，强志。久服坚筋骨，益气轻身。

蓝实君

味苦、甘，气寒。无毒。即大叶蓝，茎叶可染青。

主解诸毒。杀蛊蚑，音其，小儿鬼也。疰鬼螫毒。填骨髓，明耳目，调五脏六腑，利关节，益心力。久服头不白，轻身。

---

① 颈：原作"胫"，据《证类本草》改。
② 胪胀：腹胀。

其叶汁：杀百药毒、毒药、毒箭、毒刺，金疮血闷，鳖瘕，虫蛇伤，蜘蛛蜂螫毒。疗疮肿毒，游风热肿，天行热狂，心烦燥闷，寒热头痛，鼻洪吐血，赤眼。产后血晕，小儿壮热，热疮丹热，秃疮。

治鳖瘕：叶一斤捣，以水二升，绞取汁一升，日一服。诸虫伤咬：取汁一碗，入雄黄、麝香二物，随意多少投汁中，以点咬处。若是毒者，即再服其汁，神异。青布烧作灰。傅恶疮经年不瘥者及灸疮止血，令不中风。

青黛君

味咸、甘，气寒。出波斯国。染瓮上池沫，紫碧花者用之，同青黛功。

主解诸药毒，收五脏郁火。小儿诸热，惊痫发热，天行头痛，并水研服之。治小儿疳热痢消瘦诸病。泻肝，消食积。杀恶虫物化为水，摩傅热疮恶肿、金疮下血、蛇犬等毒甚效。

景天君。一名慎火

味苦、酸，气平。无毒，一云有小毒。四月四日、七月七日采，阴干。

主大热火疮，身热烦，邪恶气；诸虫①毒，金疮止血，风疹恶痒，热毒丹肿。浴小儿，去烦热，惊气②，风轸③。生捣傅小儿赤游丹毒。

花：主女人漏下赤白，轻身明目。

茵陈蒿使

味苦、辛，气平、微寒，阴中微阳。无毒。入足太阳经。

① 虫：《证类本草》作"蛊"。
② 气：原作"紫"，据《证类本草》改。
③ 轸（zhěn 疹）：通"疹"。皮肤上的小颗粒。

五月及立秋采，干。

主风湿寒热邪气，热结黄疸，通身发黄，小便不利。解伤寒烦热，头热脑痛。行滞气，化痰利膈。久服轻身，益气耐老。

仲景治热湿阳黄，茵陈栀子大黄汤，阴黄，茵陈附子汤，大抵以此药为主，各随寒热而佐以他药。

知母君

味苦、辛，气寒。无毒。足少阴经本药。勿犯铁器。行经上颈，酒炒用。

主消渴热中。除邪气，肢体浮肿，下水。补不足，益气。补肾水，泻肾中火。治有汗骨蒸，热劳往来，传尸疰病，伤寒久疟，烦热。消痰止嗽，润心肺。患人虚而口干加用之。又治溪毒大胜，兼辟射工。夏月出行，取屑自随。欲入水，先取少许投上流。

贝母臣

味辛、苦，气平、微寒。无毒。厚朴、白薇为之使。畏秦艽、礜石，反乌头。凡使去中心。

主伤寒烦热，淋沥邪气，疝瘕。喉痹乳难，金疮风痉；腹中结实，心下满，咳嗽上气。消痰润心肺，散心胸郁结之气殊有功。诗云言采其虻者是也。与连翘同主项下瘤瘿疾，敷恶疮至能敛疮口。

产难及胞衣不出；取七枚作末，酒调下。人畜恶疮；烧灰，油调傅之。昔有人左膊有疮如人面，历试诸药无苦。至贝母，疮乃聚眉闭口，因以小苇筒毁其口灌之，数日成痂愈。

地骨皮

味苦，气寒，阴也。入足少阴经、手少阳经。去骨用根皮。

主五内邪气，热中消渴，风湿周痹。补内伤大劳，解有汗骨蒸及去肌热，凉血凉骨。坚筋骨，强阴，利大小肠。

紫菀 臣

味苦、辛，气温。无毒。款冬为之使，恶天雄、瞿麦、雷丸、远志，畏茵陈。阴干，蜜水浸一宿，焙干，去芦头。

主咳逆上气，胸中寒热结气。去蛊毒痿蹶，安五脏。益肺气，疗肺痿，咳唾脓血，消痰止喘悸，五劳体虚，补不足，小儿惊痫。

久嗽不瘥。款冬花各一两，百部半两，为末。每服三钱匕，生姜三片，乌梅一个，煎汤调，食后、欲卧各一服，效。

百部根 使

味甘、苦，气微温，又云微寒。无毒，一云有小毒。火炒酒浸用。

主肺热咳嗽上气，润益肺，治嗽多用。又治疳、蛔，及传尸、骨蒸劳，杀寸白、蛲虫。亦去虱，煮作汤洗牛犬虱即去。并治一切树木蛀虫，烬之亦可杀蝇蠓。

暴嗽久嗽。同生姜二物各绞汁，合煎服。又但用捣绞汁煎如饴，服方寸匕，日三服。

款冬花 君

味辛、甘，气温。无毒。杏仁为之使，得紫菀良。恶硝石、玄参，畏贝母、辛夷、麻黄、黄耆、黄芩、黄连、青葙。百草中惟此不顾冰雪，最先春也。采花，阴干。微见花，未舒者良。

主咳逆上气，善喘息，呼吸连连不绝，涕唾稠粘。润心肺，消痰止嗽。治肺痿肺痈，吐脓血，心虚惊悸，洗肝明目，喉痹，诸惊痫，寒热邪气。除烦补劳劣。

古今治嗽之最。取花于无风处，密器烧，用笔管吸其烟，满口则咽之，数日效。

白前 臣

味甘、辛，气微温，一云微寒。无毒。白而长于细辛，但粗而脆。

主胸胁逆气，咳嗽上气冲喉中，呼吸欲绝，不得眠，常①作水鸡声，善能保定肺气，治嗽多用之。以温药相佐使尤佳。

马兜铃

味苦，气寒。无毒。土青木香子也。只取向里面子，去革膜，入药炒用。

主肺热咳嗽，气上逆连连不可，痰结喘促。又主血痔瘘疮，以药于瓶中烧熏病处。

桔梗 臣

味辛、苦，气微温，味厚气轻，阳中之阴。有小毒。畏白及、龙眼、龙胆。凡使去头及两畔附枝，米泔浸一宿，焙干用。

主胸胁痛如刀刺，腹满肠鸣幽幽，惊恐悸气。治鼻塞、喉咽痛及喉痹。利嗌咽胸膈之气，治肺热气奔促嗽逆，消痰涎，肺痈，排脓，养血补内漏。治下痢，破血积气，中恶，下蛊毒及小儿惊痫客忤。

能载诸药不下沉，故名舟楫。如大黄苦泄峻下之药，欲引至胸中至高之分，成功必用此。又能开提气血，气血药中宜用之。又得牡蛎、远志，疗恚②怒，硝石、石膏疗伤寒。

① 常：原作"当"，据中医科学院本及《证类本草》改。
② 恚（huì 会）：怒也。《战国策·齐策三》："故去忿恚之心，而成终身之名。"

王瓜使

味苦，气寒。无毒。即《月令》所谓王瓜生者是也，三月采，阴干。

主消渴内痹，瘀血月闭，寒热酸疼。益气愈聋。疗诸邪气热结，鼠瘘。散痈肿、留血。止小便数遗不禁。

子：润心肺，肺痿吐血，肠风泻血，赤白痢炒用。

蛊毒取根捣汁和酒服，当吐下。下乳汁为末，酒服一钱，日三。黄疸黑疸取根捣汁六合，顿服，当有黄水随小便出。未出更服。

菰　根

味甘，气大寒。无毒。南人呼为菱。

主肠胃痼热，消渴。止小便利。

苧根使

味甘，气寒。

主小儿赤丹。治诸痈疽发背，或发乳房，捣傅之，亦署毒箭蛇虫咬。妊娠胎动不安，漏胎下血，产前后心烦闷，天行热疾，大渴大狂，服金石药人心热，俱煎服之。

渍苧汁：疗消渴。

苧麻：产妇枕之，止血晕，安脐上，止产后腹痛。蚕咬人毒，取汁饮之。今以苧近蚕种，则蚕不生。

甘蕉根君

味甘，气大寒。无毒。

主痈肿结热，发背诸毒，小儿赤游，捣傅之，干即易。产后血胀闷，天行狂热烦闷及消渴，金石发动躁热，绞汁服。

蕉油：治暗风痫病，涎作晕闷欲倒者，得吐便瘥，有奇效。又妇人涂发令黑及不落。用竹筒插皮中取之，如取漆法。

芦根 使

味甘，气寒。

主消渴客热，止小便利。治寒热时疾烦闷，妊孕人心热。治呕哕不下食，胃中热。水煮顿服之良，解食鱼蟹中毒。

其花名蓬茸：主卒霍乱危急者，取一把煮浓汁，顿服二升，瘥。

兰 草

味辛甘，气平寒。无毒。《衍义》云：即春秋开花之兰香，入药煎用。

主利水道，杀蛊①毒，辟不祥，除胸中痰癖。久服益气轻身，不老通神。消诸痹，散久积陈郁之气甚力。其气清香，生津止渴，消渴证非此不除，胆痹必用。

杜 若

味辛，气微温。无毒。得辛夷、细辛良。恶柴胡、前胡。采根日干。

主胸胁下逆气，温中，风入脑户，头肿痛②，多涕泪出；眩倒，目䀮䀮③。除口臭气。久服益精明目，轻身，令人不忘。

---

① 蛊：原作"虫"，据《证类本草》改。
② 头肿痛：原作"头痛肿"，据《证类本草》乙正。
③ 䀮（huāng 荒）䀮：目不明。《玉篇·目部》："䀮，目不明。"《素问·脏气法时论》："虚则目䀮䀮无所见，耳无所闻。"

卷之三

草部下<small>计一百十四种①</small>

独活<small>君。一名羌活</small>

味苦、甘、辛，气平，微温，气味俱轻，阳也，升也。后人分用，紫色而节蜜②者为羌活，黄色而作块者名独活。羌活气雄，独活气细。

主风寒所击，金疮止痛，贲豚，痫痓，女子疝瘕。疗诸贼风，百节痛风，无久新者。久服轻身耐老。《本经》不分。

羌活，手足太阳经风药，又足厥阴、少阴经药。主贼风，失音不语，多痒血癞，手足不遂，口面喝斜。治肢节疼痛，一身尽痛，非此不除。又去温湿风。加川芎，治足太阳、少阴头痛。

独活，足少阴行经之药。治痛风、足少阴伏风，而不治太阳，故两足寒湿痹不能动止，非此不除。又主风毒齿痛。加细辛，治少阴经头痛。

升　麻

味甘、苦，气平，微寒，味薄气厚，阳中之阴也。无毒。阳明经本经药，亦走手阳明经、太阴经。形轻而黑、坚实者第一。细削、皮青绿色者亦佳，谓之鸡骨升麻。去黑皮并腐烂，用。

主解百毒，杀百精殃鬼，辟瘟疫、瘴气、邪气、蛊毒，煎浓汁服之，入口皆吐出。治中恶腹痛、时气毒疠、头痛寒热、

---

① 计一百十四种：此 6 字原无，据原书目录补。

② 蜜：通"密"。宋代周辉《清波别志》卷中："今薄法制，宽蜜不同若是。"

小儿风痫、时气、热风、肿痛、喉痛、口疮、肺痿、肺痈、咳唾脓血，疮家之圣药。主脾胃，解肌肉间热，手足阳明经治^①风之的药，及发散本经风邪。若元气不足，阳气陷下者，用此升提阳气上行。又脾瘅，非梢子不除。

天行时病，发斑疮，头面及身须臾周匝如火烧，不治数日死；用五两，水煮，绵沾汁洗之。小儿斑疮及豌豆疮，心燥不安。治方同上。

细辛 臣

味大辛，气温，气厚于味，阳也。无毒。少阴经药，手少阴经引经之药。恶狼毒、山茱萸、黄耆，畏硝石、滑石，反藜芦。出华阴者良，阴干，忌生菜，单用末不可过半钱匕，气塞不通死。

主咳逆，头痛，脑痛，百节拘挛，风湿痹痛，消死肌。温中下气，破痰，开胸中滞。除齿痛，口臭，喉痹，齆鼻^②，眼风泪下，风痫，颠疾。下乳结，汗不出，血闭不行。安五脏，益肝胆，通精气。久服明目，利九窍，轻身长年。治少阴头痛如神，当少用之。独活为使，诸风通用之药。温阴经，去内寒，治邪在里之表，头面风痛，不可缺。

得当归、芍药、白芷、芎䓖、牡丹、藁本、甘草，共疗妇人；得决明、鲤鱼胆、青羊肝，共疗目痛。

口臭及蟨齿肿痛。煮取浓汁，热含冷吐，瘥。

防风 臣

味甘、辛，气温，纯阳。无毒。脾胃二经行经药，太阳经本经药。乃卒伍卑贱之职，随所引而至者也。恶干姜、藜芦、白敛、

---

① 治：中医科学院本作"伤"。
② 齆（wèng 瓮）鼻：因鼻孔堵塞而发音不清。

芫花，杀附子毒。实而脂润，头节坚者良，去芦并叉头叉尾者不用。

主大风，头眩痛恶风，风邪目盲无所见。风行周身，骨节疼痹，烦满，头面去来，四肢挛急。字乳①金疮，内痉，治风通用。泻肺实，散头目中滞气，除上焦风邪之仙药，误服泻人上焦元气。又能去湿，诸风药皆然，风能胜湿故也，又药中润剂也。

身，去身半以上风；梢，去身半以下风。得泽泻、藁本疗风，得当归、芍药、阳起石、禹余粮疗妇人子脏风。

干姜 臣

味辛，气温，大热，味薄气厚，阳中之阳。无毒。秦椒为之使，恶黄芩、黄连。

主胸满，咳逆上气。温中止血，出汗，逐风湿痹，肠澼下痢。生用，辛能发散寒邪，去风寒湿痹；入肺，利肺气，肺寒咳嗽，与五味子同用以胜寒。炮之则微苦，故止而不移，能温脾理中，治里寒泄痢，霍乱胀满，腹中冷痛，中下焦寒湿。又，沉寒痼冷，肾中无阳，脉气欲绝，黑附子为引用。又，炮之与补阴药同用，能引血药入气分，生血，治血虚发热，故产后大热必用之。炒黑能止唾血、痢血。

水泻无度；炙为末，粥饮调一钱，立效。血痢；烧黑不令成灰，为末，每服一钱，米饮调下。伤寒后阴阳易病。取四两为末，汤调顿服，覆衣被出汗愈。

生姜 使

味辛、甘，气微温，气味俱轻，阳也。无毒。去皮即热，留皮

---

① 字乳：生育，生产。《说文解字》："人及鸟生子曰乳。"又："字，乳也。"

则冷，杀半夏毒。

生者尤良。主伤寒头痛，鼻塞，咳上气。入肺，开胃口，益脾胃，散风寒，治痰嗽，止呕吐，为呕家之圣药。久服去臭气，通神明。

无病人夜不宜食之。夜气宜静，姜动气故也。佐大枣能厚肠；生和半夏，主心下急痛；捣汁和蜜服，主中热不能食。又，汁和杏仁泥煎成膏，水调服，下一切结气实、心胸壅隔、冷热气，神效。

治痢；切如麻粒大，和好茶煎一两碗，任意呷之，大妙。霍乱注痢，转筋欲死；取三两捣破，以酒一升，煮三四沸，顿服。狐臭；用汁涂腋下，绝根本。暴赤眼无疮者。以古铜钱刮净姜上取汁，于钱唇点目，热泪出。今日点，来日愈。

麻黄君

味苦、甘，气温，气味俱薄，阳也，升也。无毒。手太阴之药，入足太阳经、手少阴经阳明经，荣卫药也。厚朴为之使，恶辛夷、石韦。立秋采茎，阴干令青，陈久者良。凡使，折去根节。用，先煮一二沸，去上沫，不则令人烦闷。

主中风，伤寒，头痛，温疟。发表出汗，去邪热气，止咳逆上气，除寒热，破癥坚积聚，发太阳少阴经汗，出表上寒邪，泄卫实，去荣中寒。消赤黑班毒，治身上毒风，瘑①痹不仁。不可多服，令人虚。

根、节：能止汗。

小儿疮疱倒黡②黑者。去节，半两，以蜜一匙同炒良久。水半升，

---

① 瘑（qún 群）：手足麻痹。

② 倒黡（yǎn 掩）：《本草纲目·荷叶》引《痘疹八十一论》：“痘疮已出，复为风寒外袭，则窍闭血凝，其点不长，或变黑色，此为倒黡。”

煎沸去沫，再煎去二分之一，乘热尽服之，避风，其疮复出。一法用无灰酒煎，效更速。

白芷 君

味辛，气温，气味俱轻，阳也。无毒。阳明经引经药，手阳明经本经药。当归为之使，恶旋覆花。

主女人漏下赤白，血闭，阴肿，寒热风头，侵目泪出。长肌肤，润泽，可作面脂去面瘢。手阳明头痛，中风寒热，解利药也，治风通用。去肺经风热，宜作"寒"。治心腹血刺痛。能蚀脓，乳痈发背，瘰疬，肠风痔瘘，一切疮疥，排脓止痛，内托生肌。又与辛夷、细辛同用，治鼻塞病。

藁本 臣

味辛、苦，气温，气厚味薄，阳也，升也。无毒。太阳经本经药。恶䕡茹，畏青葙子，采根暴干，三十日成。

主妇人疝瘕，阴中寒，肿痛，腹中急。除风头痛。长肌肤，悦颜色。太阳经风药，治寒邪结郁，及本经头痛，顶巅痛，大寒犯脑，脑齿痛，引诸药上至巅顶。清明前、立秋后，凡中雾露之气，皆清邪中于上焦，白术汤中加木香同治之，此既治风又治湿也。

天 麻

味辛、甘，气平。无毒。五月采根，暴干。其苗名定风草。

主头风，诸风湿痹，四肢拘挛，小儿风痫惊气。利腰膝，强筋力，通血脉关窍。久服益气，轻身长年。又主诸毒恶气，鬼疰，蛊毒，支满，寒疝，热毒痈肿。

《衍义》云：凡用须别药相佐使，然后见功，仍须多用之。

赤箭 一云即天麻苗也

味辛，气温。无毒。

主杀鬼精物，蛊毒恶气。消痈肿，下支满，疝，下血。久服益气力，强阴，肥健，轻身增年。

赤箭则言苗，用之有自表入里之功；天麻则言根，用之有自内达外之理。

菜耳实 一名苍耳

味苦、甘，气温。子熟时采，日干用。忌食猪肉，入药炒用，古今方书多单用。

主风头寒痛，风湿周痹，四肢拘挛痛，恶肉死肌，瘰疬，疥癣瘙痒。久服益气，耳目聪明，强志轻身。填髓，暖腰脚。

叶：味苦辛，微寒，治疗同。

秦　艽

味苦、辛，气平，微温，阴中微阳。手阳明经药。菖蒲为之使，罗纹者佳。

主寒热邪气，寒湿风痹，肢节痛。下水，利小便。疗风，无问久新，通身挛急。治五种黄病、酒黄、黄疸大效。主传尸骨蒸及时气。治下牙痛，口疮。

黄疸，皮肉、眼如金色，小便赤，心烦口干。用五两，牛乳三升，煮取一升，分温再服，瘥。又方加芒硝一两。

狗　脊

味苦、甘，气平，微温。无毒。草薢为之使，恶败酱。细剉，酒拌蒸，从巳至申。

主腰背强，关机①缓急，周痹，寒湿膝痛，颇利老人。疗失溺不节，男子脚弱腰痛，续筋骨，坚利俯仰，女子伤中。

白鲜臣

味苦、咸，气寒。无毒。恶螵蛸、桔梗、茯苓、萆薢。四月、五月采根阴干，根皮良。

主头风，黄疸，咳逆，淋沥，女子阴中肿痛，湿痹死肌，不可屈伸起止行步。治一切热毒风，风疮，疥癣，赤烂，眉发脱脆。

水　萍

味辛、酸，气寒。无毒。水中大萍，叶圆润，寸许，背紫色，三月采，暴干。

主暴热，身痒。下水气，胜酒。长须发，主消渴，久服轻身。治时行热病，发汗甚有功。五月取，阴干，烧烟去蚊。

采萍歌云：不在山兮不在岸，采时须在七月半。管甚瘫风与缓风，些少微风都不算。豆淋酒内下三钱，铁幞头上也出汗。

水肿小便不利；捣汁饮之，又末服方寸匕，日二服，良。恶疾遍身疮。浓煮汁，渍浴半日，效。此方甚奇古。

木　贼

味甘，微苦。无毒。四月采，去节，剉，以水润湿，火上烘用。

主目疾，退翳膜，益肝胆，明目。又消积块，疗肠风，止痢及妇人月水不断。又用发汗至易。

得牛角䚡②、麝香，治休息痢历久不瘥；得禹余粮、当归、

---

① 关机：犹枢纽。
② 䚡（sāi 腮）：兽角有两层，里面的那层叫䚡。

芎藭，疗崩中赤白；得槐鹅①桑耳，疗肠风下血。又与槐子、枳壳相宜，主痔疾血出。

羊踯躅

味辛，气温。有大毒。恶诸石及面，不入汤服。三②四月采花，阴干，取花黄色者。羊误食其叶，踯躅而死，故名。

主贼风在皮肤中淫淫痛，温疟，恶毒，诸痹，鬼疰，蛊毒。

豨　莶

味苦，气寒。有小毒。四五六月采叶，暴干。

主热䘌，烦满不能食。生捣汁，服三四合，多则令人唾。五月五日采叶及枝头。洒酒与蜜水，九蒸九曝，仍熬，捣为末，蜜丸如梧桐子大，空心温酒或米饮下二三十丸。多服久服治中风偏麻痹、骨间疼、腰膝无力。

附子使

味辛、甘，气温，大热。有大毒。恶蜈蚣，畏防风、黑豆、甘草、黄耆、人参、乌韭。冬月采为附子，春采为乌头。凡使，水浸，文武火炮令裂，表里皆黄，折去皮、脐用。俗方每用须人参、甘草、生姜相配者，制其毒也。

主风寒咳逆，邪气，温中，金疮。破癥坚积聚，血瘕，寒湿踒躄③拘挛，膝痛不能行步；腰脊风寒阴毒，伤寒烦躁，迷闷不省，四肢厥逆，心腹冷痛，霍乱转筋，下痢赤白。除肾中寒甚，白术为佐，除寒湿之圣药。又堕胎。为百药之长。

通行诸经引用之药，入手少阳三焦命门，性走而不守，浮

---

① 槐鹅：即槐耳，生于槐树上的木耳。
② 三：原作"二"，据中医科学院本改。
③ 踒躄（bì 必）：犹瘫痪。

中沉，无所不至。阳中之阳，故行而不止，非若干姜止而不行。丹溪云：童便煮而浸之，以杀其毒，且可助下行之力，入盐尤捷。此佐使之药，世俗相袭用为治风及补药，杀人多矣。

治疗肿者：生末醋调涂之，干即再涂。口噤卒不开：用末纳管，吹入喉中，瘥。久患口疮：生末醋面调，男左女右贴脚心，日再换。脚气连脚肿满，久不瘥。生末生姜汁调如膏，涂傅肿上，干再涂之。

乌头 使

味辛、甘，气温，大热。有大毒。远志为之使。反半夏、栝楼、贝母、白敛、白及。恶藜芦，忌豉汁。春时初生，有脑形似乌鸟之头，故名。

主中风恶风，洗洗出汗。除寒湿痹，咳逆上气。破积聚寒热，消胸上痰冷，脐间痛，肩胛痛不可俯仰。又堕胎。治风痹血痹，半身不遂，行经药也。

其汁煎之名射罔：味苦，杀禽兽。一名乌喙，主瘘疮根、结核瘰疬、毒肿及蛇咬。先取药涂四畔，渐渐近疮，习习①逐病至骨。疮有热脓及黄水出涂之，若无脓水，有生血及新伤肉破即不可涂，立杀人。中之者以甘草、蓝青、小豆叶、浮萍、冷水解之。

天雄 君

味辛、甘，气大温。有大毒。远志为之使，忌豉汁。

主大风寒湿痹，历节痛，拘挛缓急，关节重不能行步，头面风去来疼痛。破积聚邪气，金疮。强筋骨，轻身健行，长阴气，强志，令人武勇，力作不倦。又堕胎，治一切风、一切气。通九窍，利皮肤，调血脉，消风痰。

---

① 习习：形容辛辣、痛痒等感觉。《梦溪笔谈·药议》："细辛出华山，极细而直，深紫色，味极辛，嚼之习习如椒，其辛更甚于椒。"沈澍农《中医古籍用字研究》："药物、病邪，以及其他各种原因所致之肌肤中的流走、颤动、痒痛感皆可称'淫淫'。音转为'习习'。"

侧子使

味辛，气大热。有大毒。附子旁生，绝小如大枣核者是。又附子旁尖芽角，削下者亦是。

主痈肿湿痹，大风，筋骨挛急，历节，腰脚疼冷寒热，鼠瘘。治遍身风疹，冷酒调服神妙。疗脚气亦多验。又堕胎。

附子、乌头、乌喙、天雄、侧子五物，同出而异名。似乌鸟头者为乌头。又云：原种者为乌头，两歧状如牛角者为乌喙，细长至三四寸者为天雄，根旁如芋散生者为附子，旁连生小者为侧子，乌头旁出附子，附子旁出侧子。后世补虚寒须用附子，仍取端平而圆大、半两以上者，其力全。风家即多用天雄，亦取大者，以其尖角多热性，不肯就下，故取敷散也。

半夏使

味辛，微苦，气平，生微寒，熟温，阳中阴也。有毒。入足阳明经、太阴经、少阳经。射干、柴胡为之使，恶皂荚，畏雄黄、生姜、干姜、秦皮、龟甲，反乌头。陈久者良。须用汤洗十许过，令滑尽，不尔戟人喉。用此必须生姜制其毒。服之忌羊肉、羊血、饴糖。

主伤寒寒热，心下坚，下气。喉咽肿疼，头眩，胸胀，咳逆，肠鸣，止汗。能消痰涎，止呕吐，调胃健脾。治胸中寒痰痞塞，太阴痰厥头痛非此不除。又治痰疟，堕胎。摩涂消痈肿。生令人吐，熟令人下。

脾恶湿，半夏能燥湿胜水，所以化痰而益脾。又诸血证禁用之。渴者去之，燥津液也。妊妇姜炒用之。

蝎螫人。水研涂之立止。

产后晕绝。一两，捣为末，冷水丸如大豆，纳鼻孔中即愈，此扁鹊法也。

天南星

味苦、辛，气平。有毒。畏附子、干姜、生姜，入药炮用。

主中风，除风痰麻痹。下气，破坚积，消痈肿，利胸膈，散金疮，扑损瘀血，蛇虫咬，疥癣，恶疮。堕胎。

丹溪云：欲其下行，以黄檗引之。

中风牙噤不开。取末和龙脑少许，擦齿二三十遍即开。

破伤风。防风等分同为末，醋调上贴。

何首乌 以人名称

味甘、苦、涩，气微温。无毒。茯苓为使。忌猪、羊血，恶萝菔。春夏采根，以苦竹刀切，米泔浸，经宿曝干，木杵臼捣之，忌铁。有雌雄二种，雄者色赤，雌者色白。凡修合，须雌雄相合。本名交藤，一名夜合，因何首乌服之而得名。

主瘰疬，消痈肿。疗头面风疮，五痔，腰膝。止心痛，益血气，黑髭须，悦颜色。久服长筋骨，益精髓，延年不老，令人有子。亦治妇人产后及带下诸疾。凡服，为末酒调。

威灵仙

味苦、气温。无毒。忌茗及面汤。冬月丙丁戊己日采根，阴干。

主诸风湿冷，通十二经脉。治大风皮肤风痒痛，风在上下。去大肠风，宣通五脏。去腹内冷滞，心膈痰水久积，癥瘕痃癖气块，膀胱宿脓恶水，腰膝冷痛，脚疾不能履，及治折伤。多服疏人真气，虚者禁用。

腰膝痛，脚肿不履。酒洗为末，空心温酒调下二钱，或蜜丸温酒下二三十九。

仙 茅

味辛，气温。有毒。以米泔浸去赤汁出毒。忌犯铁器及食牛乳及黑牛肉。

主心腹冷气不能食，腰脚风冷挛痹不能行，丈夫虚劳，老人失溺。益阳道，久服通神强记，助筋骨，益肌肤，长精神，明耳目。

白附子

味甘、辛，气温。无毒，一云有小毒。三月采，凡用炮。

主心痛，血痹，面上百病，行药势。治中风失音，诸风冷气，疥癣风疮，头面痕。阴囊下湿，腿无力。又宜入面脂。

高良姜 使

味辛、苦，气大温，纯阳。无毒。

主暴冷，胃中冷逆冲心，霍乱腹痛，反胃呕食，转筋泻痢。健脾胃，消宿食。

草　薢

味苦、甘，气平。无毒。薏苡为之使。畏葵根、大黄、柴胡、牡蛎。

主腰背痛强，骨节风寒湿周痹，恶疮不瘳，热气伤中，恚怒阴痿失溺，关节老血，老人五缓。

胡芦巴

味苦、气温，纯阳。云是番芦葩子。春生苗，夏结子，至秋采之。

主元脏虚冷气最要。得附子、硫黄，治肾虚冷，腹胁胀满，面色青黑。得蘹香子、桃仁，治膀胱气甚效。

白头翁

味甘、苦，气温，一云寒。无毒，一云有毒。得酒良。四月采。

主温疟狂易寒热，癥瘕积聚腹痛。瘿气，项下瘤疬。治赤毒痢甚效。逐血止痛，疗金疮、鼻衄、齿痛、一切风气及百节骨痛，暖腰膝。

阿　魏

味辛，气平、热。无毒。性极臭而能止臭，亦奇物也。凡使，先于净钵中研如粉了，于热酒器上，裛①过任用。

主杀诸小虫，去臭气，破癥积，下恶气，治心腹痛。辟瘟，治疟，治传尸邪鬼蛊毒。

木香君

味辛、苦，气温，味厚于气，阴中阳也。无毒。形如枯骨、油重者良。

主邪气，辟毒疫瘟鬼。主淋露。久服强志，不梦，寤魇寐。调诸气，散肺中滞气，行肝气。若治中下焦气结滞，须槟榔为使。治心腹积年冷气，痃癖胀痛，九种心痛，女人血气刺痛，酒末服之。治腹中气不转运，和胃气，止霍乱吐泻呕逆，反胃，安胎，健脾。火煨实大肠，和黄连治痢疾。又得生姜、橘皮相佐使绝佳。又疗痈肿毒，又御雾露之气。

久痢不愈。取一块，方圆一寸，黄连半两，水半升，煎同干，去黄连，薄切焙干，为末，作三服。一服橘皮汤下，二服陈米汤下，三服甘草汤下。

蘹香子一名茴香

味辛，气平。无毒。入手足少阴经、太阳经。阴干，得酒良，入药炒用。

主诸瘘，霍乱。和诸食中甚香，破一切臭气。开胃下食，

---

① 裛（yì 易）：通"浥"，沾湿。《说文通训定声》："裛，假借为浥。"

止呕吐，调中止痛。主干湿脚气，膀胱冷气肿痛，或连阴髀间疼痛，挛引入小腹不可忍，肾劳癀疝。又疗恶毒肿毒。取苗叶，捣汁服之，日三四。用滓贴肿上，冬月用根。

零陵香 古谓薰草，亦即蕙香也

味甘、辛，气平。无毒。得酒良。

主邪恶气，心腹痛满，下气。酒煎服可止疠气。牙齿痛，煎含良。妇人浸油饰发，香无以加。

肉豆蔻 君

味苦、辛，气温。无毒。入手阳明经。汤搜米面粉裹，灰火中煨黄熟用。油色肥实者佳。

温中开胃，下气消食。治积冷，心腹胀痛，霍乱中恶，脾胃虚冷气，并冷热虚泄，赤白痢。小儿伤乳，吐逆泄泻之要药。凡痢，以白粥饮服，霍乱气并，生姜汤服。

白豆蔻

味辛，气大温，味薄气厚，阳也。无毒。

主积冷气，止吐逆，反胃，消谷下气，胃冷宜服。又散肺中滞气，入肺经，别有清高之气，上焦元气不足，以此补之。

草豆蔻

味辛，气温，阳也。无毒。入足太阴、阳明经。面包，煨熟用。

主温中，心腹痛，呕吐霍乱。治风寒客邪在胃口，善去心胃客寒作痛。调散冷气，力甚速。消酒毒，去口臭气。

缩砂蜜 君

味辛、苦，气温。无毒。

主虚劳冷泻，宿食不消，赤白泄痢，止休息痢。温脾下气，治脾胃气结滞不散，腹中虚冷痛，又能安胎，行气故也。

与白檀香、豆蔻为使，则入肺；与人参、益智为使，则入脾；与黄檗、茯苓为使，则入肾；与赤白石脂为使，则入大小肠。

妊娠因气动胎，痛不可忍。炒熟捣为末，酒调服二钱。

荜澄茄

味辛，气温。无毒。嫩胡椒，青时采者。

主下气消食，腹间气胀，心腹冷痛，霍乱吐泻，肾气膀胱冷。古方偏用染发。

使君子

味甘，气温。无毒。始因郭使君疗小儿用此物，后因名之。用仁或兼用壳。

主小儿五疳，小便白浊。杀虫，疗泻痢。

芦　荟

味苦，气寒。无毒。出波斯国，似黑锡水，滴脂泪而成。

主热风烦闷，胸膈间热气，明目镇心，小儿诸热，癫痫惊风。疗五疳，杀三虫及痔病疮瘘。解巴豆毒。

患癣在头项间，延上耳颊。用一两研，炙甘草半两末和匀。先以温浆水洗过，帛拭干，傅之神奇。䘌齿取四分末，先以盐揩齿，洗净后傅上。

京三棱

味苦、辛，气平，阴中之阳。无毒。黄色，体重，状若鲫鱼而小，火炮用。

治老癖，癥瘕结块，妇人血脉不调，心腹痛。落胎，消恶血。色白属气，破血中之气。损真气，虚者勿用。

蓬莪茂

味苦、辛，气温。无毒。火炮，醋炒用，得酒醋良。

主心腹痛，中恶，疰忤，鬼气，霍乱冷气，饮食不消，酒研服之。又疗妇人血气痛，破痃癖气最良。通月经，消瘀血，治积聚诸气为最要药，妇人药中多用。色黑属血，破气中之血，入气药。能发诸香。

大黄_使

味苦，气大寒，味极厚，阴中之阴，降也。无毒。入手足阳明经。黄芩为之使。无所畏。火干。凡用有蒸、有生、有熟，或酒浸，或酒洗。锦纹者佳。

主下瘀血，血闭寒热，破癥瘕积聚，留饮宿食，荡涤肠胃，推陈致新，通利水谷，调中化食，安和五脏。性走而不守，泻诸实热不通，心腹胀满，下大便燥结，号称将军，取其荡涤峻快也。又傅贴一切疮疖痈肿。

酒浸引之，上至顶巅，入太阳经。以舟楫载之可浮胸中。若用于下，不用酒浸洗。得芍药、黄芩、牡蛎、细辛、茯苓，疗惊恚怒，心下悸气。得硝石、紫石英、桃仁，疗女子血闭。

葶苈

味辛、苦，气大寒。无毒。榆皮为之使，恶僵蚕。立夏后采实，阴干，炒用，得酒良。

主癥瘕①积聚结气，饮食寒热。破坚逐邪，通利水道，走泄为功，大降气。治皮间邪水上出，面目浮肿及肺壅上气，咳嗽喘促，痰饮。又治肺痈喘不得卧。久服令人虚，病人涉虚者

---

① 癥瘕：原作"瘕癥"，据《证类本草》乙正。

宜远之。

泽泻君

味甘、咸，气寒，味厚，阴也，阴中微阳。无毒。入足太
阳经、少阴经。畏海蛤、文蛤。

主风寒湿痹，乳难，消水，养五脏，益气力，肥健。久服
耳目聪明，不饥延年，轻身，面生光，能行水上。入膀胱肾经，
治淋闭，逐膀胱、三焦停水，泻肾邪，去阴间汗。

除湿行水为最要之药。多服病人眼，行去其水故也。凡服
此者，小便多则肾气必虚。古方止泄精，今不敢用。

旋　花

味甘，气温。无毒。五月采，阴干。

主益气，去面奸①黑色，媚好。其根味辛，主腹中寒邪气，
利小便。久服不饥，轻身。

旋覆花使

味咸、甘，气温，一云冷利。有小毒。六七月采花，日干。
二②十日成花如菊，深黄色，呼为金钱花。

主结气痰饮胁下满，惊悸，除水，利大肠。去五脏间寒热，
补中下气。治头风，明目，消胸上痰结，唾如胶漆。病人稍涉
虚者，不宜多服。伤寒汗下后，心下痞坚，噫气不除者宜此。

根：主湿。

叶：主傅金疮，止血。

石龙刍一名龙须，即今作席者

味苦，气微寒。无毒。五月七月采茎，八月九月采根。

① 奸（gǎn 赶）：皮肤黧黑枯槁。
② 二：原作"一"，据《证类本草》及上中医本改。

主心腹邪气，小便不利，淋闭，风湿，鬼疰恶毒。疗蛔虫，除热。久服补虚羸，轻身，耳目聪明，延年。

通草臣，今谓之木通

味辛、甘，气平，味薄，阳也。无毒。正月采枝，阴干，去皮用。

主去恶虫，除脾胃寒热。通利九窍、血脉、关节，令人不忘。治五淋，利小便，导小肠热。治脾疸常欲眠，心烦，哕出音声。疗耳聋，治鼻塞，散痈肿诸结不消，及金疮恶疮，喉痹，鼠瘘，踒①折，鼽鼻息肉。女人血闭，催生堕胎，下乳。

通脱木俗名通草。轻白可爱，女工取以饰物也。亦能利阴窍，行小水，主蛊毒。其花上粉，主诸虫瘘恶疮痔疾，取粉纳疮中。

瞿麦臣

味苦、辛，气寒，阳中微阴。无毒。蘘草、牡丹为之使。恶螵蛸。立秋采实，阴干。

主关格，诸癃结小便不通。出刺，决痈肿排脓，明目去翳，破胎堕子，下闭血。养肾气，逐膀胱邪逆。

竹木刺入肉中不出。为末，水服方寸匕，或煮汁饮之。

百合使

味甘，气平。无毒。花白者入药佳。

主邪气腹胀心痛，利大小便。补中益气，除浮肿，胪胀痞满，寒热，通身疼痛。百邪鬼魅，涕泣不止，狂叫惊悸。杀蛊毒，乳难，喉痹，发背及诸疮肿。张仲景治伤寒坏后百合病须此，病名百合，而治以百合，不识其义。

---

① 踒：原作"矮"，据《证类本草》改。

紫草

味苦，气寒。无毒。三月采，阴干。可以染紫者。

主心腹邪气，五疸。补中益气，利九窍，通水道，疗腹肿胀满痛。合膏疗小儿疮及面皶①。治伤寒时疾，发疮疹不出者，服此使其发出。单煮汤饮，治豌豆疮，其效尤速。又云细剉二两，百沸汤一大盏泡，便以物合定，勿令泄气，候温，量儿大小服半合至一合，虽出当轻减。

萱草根

味甘，气寒。无毒。五月采花，八月采根。

治沙淋，下水气。主酒疸黄色通身者，取根捣汁服，亦取嫩苗煮食之。又主小便赤涩，身体烦热。根洗净，研汁一大盏，生姜汁半盏相和，时时细呷，治大热衄血。又取根细切，酒煎服，治破伤风神效。

花名宜男，怀妊妇人佩之则生男。

灯心草 即前龙刍，重出

根及苗主五淋，生煮服。苗可以为席，败席煮服更良。

灯心烧灰存性，取少许吹喉中，治急喉痹甚捷②。涂乳上与少儿吃，治夜啼。

酸 浆

味酸，气平寒。无毒。人家园圃中俱有，开白花，结青壳，熟则深红，壳中有子如樱桃大，赤红色。五月采，阴干。

主烦热满，定志益气，利水道。产难，吞其实立产。小儿

---

① 皶：痤疮。
② 捷：原作"犍"，据中医科学院本改。

食之能除热，有益。根绝苦，捣汁饮之，治黄疸多效。

石韦 使

味苦、甘，气平，微寒。无毒。杏仁为之使，得菖蒲良。生山谷石上，不闻水声及人声者良。二月采叶，阴干用之。去黄毛，毛射人肺，令人咳不可疗。入药微炙用。

主劳热邪气，五癃闭不通，利小便水道，止烦下气。补五劳，安五脏，去恶风，益精气。南中医人炒末，冷酒服，疗发背效。

海藻 臣

味苦、咸，气寒。无毒，一云有小毒。反甘草。七月七日采，曝干。

主瘿瘤气，颈下核，破散结气痈肿，癥瘕坚气，腹中上下鸣，下十二水肿。主辟百邪鬼魅。治气疾急满，疗疝气下坠，疼痛核肿。

治颔下瘰疬如梅李；取一斤洗净，酒渍浸数日，稍稍饮之。又治颈下卒结囊，欲成瘿。同前法。又同昆布等分为末，蜜丸如杏核大，含之稍稍咽汁。

泽兰 使

味苦、甘、辛，气微温。无毒。香草也。有枝梗，叶如菊而尖长，微香。防己为使。

主乳妇内衄，中风余疾，大腹水肿，身面四肢浮肿，骨节中水，金疮痈肿，疮脓。通九窍，利关脉，养血气，治产前后百病。

昆布 臣

味咸，气寒。无毒，一云小毒。

主十二种水肿，瘿瘤聚结气，瘘疮。凡海中菜皆疗瘿瘤结气。又㿗①卵肿，煮汁咽之。

甘 遂

味苦、甘，气大寒。有毒。瓜蒂为之使，恶远志，反甘草。阴干，连珠者良。

主大腹疝瘕，腹满，面目浮肿，留饮宿食。破癥坚积聚，利水谷道，水结胸中非此不除，其气直透所结处，专于行水攻决为用。入药须斟酌。

大戟 使

味苦、甘，气寒，阴中微阳。有毒。小豆为之使，反甘草，畏菖蒲、芦草、鼠屎。十二月采根，阴干。

主蛊毒，十二水，腹满急痛，积聚癥结，中风皮肤疼痛，吐逆。善治瘀血，通月水，堕胎孕。又治颈痈肿。

泽漆 使，大戟苗也

味苦、辛，气微寒。无毒，一云微毒。小豆为之使，恶薯蓣。三月三日、七月七日采茎叶，阴干。

主皮肤热，大腹水气，四肢面目浮肿，丈夫阴气不足。

莞花 使

味苦、辛，气寒。有毒。

主伤寒温疟，下十二水，破积聚大坚癥瘕，荡涤肠胃留癖，饮食寒热邪气。利水道，痰饮咳逆。

芫花 使

味辛、苦，气温。有毒。决明为之使，反甘草。阴干。凡用微熬，

----

① 㿗：下坠。

不可近眼。

主咳逆上气，喉鸣喘，咽肿短气，蛊毒鬼疟，疝瘕痈肿。消胸中痰水，喜唾，水肿，五水在五脏皮肤及腰痛。久服令人虚。杀虫鱼。

其根疗疥疮，可用毒鱼。

商陆使

味辛、甘、酸，气平。有毒。忌犬肉。有赤白二种，花赤者根赤，花白者根白，白者入药用，赤者见鬼神，甚毒。但贴肿外用，不可服。

主水胀疝瘕痹，熨除痈肿。杀鬼精物，泻蛊毒，傅恶疮。疗胸中邪气满，十种水，堕胎。如人形者有神。

水肿；取生者，去皮，切如小豆许，一大盏，以水三升，煮一升，烂，即取粟米一大盏，煮成粥。空心服，一度不得杂食。又切生根杂生鲤鱼肉煮作汤，又取六两捣汁三合，和酒半升，看大小相度服，利下水，瘥。喉痹不通；薄切，醋熬①，肿处傅之。石痈坚如石，不作脓；捣生根搽之，燥即易，取软为度。一切热毒肿。和盐少许，捣傅之，日再易。

牵牛子

味苦，气寒，属火，善走。有毒。有黑白二种，用黑者，炒用。

主下气，疗脚满水肿。除风毒，利大小便，落胎。以气药引之则入气，以血药引之则入血。大泻元气，用者戒之。不胀满、不大便秘者勿用。

罗谦甫云：牵牛味辛烈，泻人元气。若病湿胜，湿气不得施化，致大小便不通，则宜用之。然湿病之根在下焦，是血分中气病，不可用辛辣气药泻上焦太阴之气也。凡人饮食劳倦，皆血受病，率以此药泻之，是血病泻气，使气血俱虚也。

---

① 熬：原作"蒸"，据《证类本草》及中医科学院本改。

蓖麻子

味甘、辛，气平，属阴。有毒。

主水癥水胀，又主身体疮痒①疥癞，浮肿，尸疰恶气。榨取油涂之。

其叶治脚风肿。

催生及胞衣不下；取七枚研如膏，涂脚底心，子及衣下，速洗拭去，不尔肠出，即用此膏涂顶，肠当自入。一切肿毒疼痛；捣傅瘥。水癥；水研二十枚服之。吐恶沫加至三十枚，三日一服，则止。厉风②，手指牵曲，鼻塌；去皮，擘为二片，黄连等分，剉如豆，用水浸，春夏三四日，秋冬五六日。取一片，平旦、日中面东，用浸药水吞下。水少旋添，勿令干，渐加至三四枚，微利不妨。瘰疬。炒熟去皮，烂嚼临睡服二三枚，渐加至八九枚，效。

海金沙

主通利小肠。得栀子马牙硝，共疗伤寒热狂。

白兔藿 一名白葛

味苦，气平。无毒。

主蛇虺③蜂虿④，猘狗⑤菜肉蛊毒，鬼疰风疰。诸大毒不可入口者，皆消除之。又去血，可抹着痛上，立消。毒入腹，煮饮即解。

徐长卿

味辛，气温。无毒。三月采。

---

① 痒：通"疡"，痈疮。
② 厉风：麻风。
③ 虺（huǐ 毁）：蝮蛇，蝰蛇。
④ 虿（chài）：蝎子一类有毒刺的毒虫。
⑤ 猘（zhì 治）狗：疯狗。

主鬼物百精蛊毒，疫疾邪恶气，温疟。久服强悍轻身。

大青 臣

味苦，气大寒。无毒。三四月采茎叶，阴干。

主疗时气，天时热疾，头痛大热，口疮及金石药毒。

荠苨

味甘，气寒。

主解百药毒，杀蛊毒蛇虫咬①，热狂温疾。取根捣末或生汁服之。罨毒箭，封疔毒。

钩吻

味辛，气温。有大毒。半夏为之使，恶黄芩。叶似黄精而头尖处有两毛。不入汤。

主金疮乳痓，中恶气，咳逆上气，水肿。杀鬼疰蛊毒，杀鸟兽。天老②曰：太阴之精名曰钩吻，食之入口则死。

常山

味苦、辛，气寒。有毒。畏玉札，忌葱及菘菜、鸡肉。阴干，如鸡骨者佳。

主伤寒寒热，热发温疟，鬼毒，胸中痰结吐逆。疗鬼蛊往来，水胀，洒洒恶寒。得甘草，吐疟效。不可多服，令人大吐。年老及久病人切忌之，能伤真气，病人稍近虚怯勿用。

蜀漆 使，常山苗也

味辛，气平，微温，纯阳。有毒。栝楼、桔梗为使。五月采叶，阴干。

---

① 咬：原作"蛟"，据《证类本草》改。
② 天老：《证类本草》作"皇帝问天老"。

主疟及咳逆寒热，腹中癥坚，痞结积聚，邪气蛊毒鬼疰。多服令人吐逆。

狼毒使

味辛，气平。有大毒。大豆为之使，恶麦句姜。二八月采根，阴干。陈而沉水者良。

主咳逆上气，破积聚，饮食寒热，水气，胁下积癖，恶疮鼠瘘，疽蚀，鬼精蛊毒。杀飞鸟走兽，亦杀鼠。

牙子使

味苦、酸，气寒。有毒。芜荑为使，恶地榆。八月采根，曝干。中湿腐烂生衣者杀人。

主邪气热气，疥瘙，恶疡，痔疮。去白虫。治妇人阴疮中烂，煎汤洗之。又治蛇毒，腊月猪脂捣和，傅上立瘥。

鬼臼使

味辛，气温。有毒。畏垣衣，不入汤。

主杀蛊毒鬼疰精物，辟恶气不祥，逐邪，解百毒。

续随子

味辛，气温。有毒。

主妇人血结月闭，癥瘕疢癖，瘀血，蛊毒鬼疰。心腹痛，冷气胀满。利大小肠，除痰饮积聚，下恶滞物。

茎中白汁：剥人面皮，去黣黯①。

鹤　虱

味苦，气平。有小毒。

①　黣黯：枯黑貌。

主蛔蛲虫咬心腹痛。用之为散，以肥肉臛汁服方寸匕①，亦丸散中用治杀虫最要。

蚤休即紫河车，俗呼重楼金线

味苦，气微寒。有毒。五月采根，日干。

主惊痫摇头弄舌，热气在腹中，癫疾痈疮阴蚀。下三虫，去蛇毒，解百毒。

痈毒蛇毒。醋磨傅甚效，亦磨酒调服。

预知子

味苦，气寒。无毒。采无时，其实如皂荚子，去皮研服之。

主杀虫疗蛊，治诸毒，天行温疾，傅一切蛇虫咬。传云，取二枚缀衣领上，遇蛊毒物，则闻其有声，当便知之，故名。又云，双仁者可带。

水 蓼

味辛。无毒。生水泽中。茎赤，叶大于家蓼。

主蛇毒，捣傅之，绞汁服止蛇毒入心。水煮渍捋脚，消气肿。

络石君

味苦，气温，微寒。无毒。杜仲、牡丹为之使，畏贝母、菖蒲。包络木石而生，茎节着处即生根须，凌冬不凋，叶圆如细橘正青，花白子黑。采茎叶，日干，附石者良。薜荔、木莲、地锦、石血等，其类也。

主风热，死肌，痈伤，口干舌焦，痈肿不消，喉舌肿，水浆不下。除邪气，养肾，主腰髋痛，坚筋骨，利关节，强腰脚。久服轻身明目，润泽好颜色，不老延年。又，服汁去蛇毒，心

---

① 匕：原作"匙"，据《证类本草》改。

闷。刀斧诸疮，封之立瘥。

喉痹不通，须臾欲绝；取二两，水一升，煎一大盏，细细吃，须臾即通。背痈。取茎叶烂研绞汁，和蜜或酒，饮数升。

营实使，蔷薇子也

味酸，气温，微寒。无毒。白花者良，阴干。根茎叶同功。冬取根，夏取茎叶。

主痈疽恶疮，结肉跌筋，败疮热气，阴蚀不瘥。利关节。治头疮白秃。久服轻身益气。

根：止泄利腹痛，五脏客热，除邪逆气，疽癞诸疮，金疮伤挞①，生肉复肌。

蛇床子君

味苦、辛、甘，气平。无毒，一云小毒。恶牡丹、巴豆、贝母。五月采实，阴干。凡入药捋去皮壳，取仁微炒。若作汤洗病则生使。

主妇人阴中肿痛，男子阴痿湿痒。除痹气，利关节，癫痫恶疮。温中下气，令妇人子脏热，男子阴强。治腰胯疼，四肢顽痹，阴汗湿癣。浴男子阴，去风冷。大风身痒，煎汤浴之瘥。久服轻身好颜色，令人有子。

温中坐药；取仁为末，白粉少许，和匀相得如枣大，绵裹纳之。阴户痛及产后阴下脱。取子，绢袋盛蒸熨之。

王不留行

味苦甘，气平，阳中之阴。无毒。二月、八月采根，苗、花、子并用。

主金疮止血，逐痛出刺，除痹内寒，风毒风疹，痈疽恶疮

---

① 挞（tà 榻）：用鞭、棍等打。

瘘乳。妇人难产及经脉不匀。

竹木针刺在肉中不出，疼痛。为末，熟水调方寸匕，即出。

败酱 臣

味苦、咸，气平，微寒。无毒。入足少阴经、手厥阴经。气如败豆酱，故名。

主暴热火疮赤气，疥瘑疽痔，马鞍热气。除痈肿结热，风痹。破多年凝血，能化脓为水。催生落胎及产后诸病，止腹痛。仲景用治腹痛下脓。

恶实 即牛蒡子，又名鼠粘子

味辛、苦，气平。秋后采子，酒拌蒸用。冬采根，蒸，暴干，不尔令人吐。

主明目，利腰膝。疗风毒肿，疮疹喉痹，风热痰壅，咽膈不利，牙齿疼痛，头面浮肿。吞一枚可出痈疮头。

根：亦主风毒痈疽恶疮，浸酒去风。根茎生捣汁和酒服，疗伤寒寒热汗出，中风面肿。捣根及叶，入盐少许，封热毒肿。傅杖疮金疮，永不畏风。取汁，夏月多浴，去皮肤习习如虫行风。

瘫缓①及丹石毒、风毒、明目，利腰脚；取子末之，投酒中浸二日，每日饮一二盏，随性多少。风热闭塞咽喉，遍身浮肿；取子一合，半生半熟杵末，热酒调下一钱，瘥。疮疱将出；炒子令熟，杵为末。每服一钱，荆芥二穗，水煎七分，温服。如疮疹已出，更服亦妙。皮肤风热，遍身生瘾疹。取子与浮萍等分为末，薄荷汤调一钱，日二服。

白 药

味辛，气温。无毒。

---

① 瘫缓：瘫痪。

主金疮生肌。治喉中热塞，常痛肿胀①，消肿毒，解热毒，甚效。

诸疮痈肿不散。取生根烂捣傅贴，无则生用末，水调涂之②。

干苔即海中苔菜

味咸，气寒。

主痔，杀虫及霍乱呕吐不止，煮汁服之。又心腹烦闷，冷水研如泥饮之即止。下一切丹石，杀诸药毒。不可多食，令人痿黄，少血色。杀木蠹虫，纳木孔中。凡海族之流，皆下丹石。

草蒿即青蒿

味苦，气寒。无毒。四五月采苗，日干。根茎花叶并入药，四者勿同用。春夏用苗，秋冬用子。

主疥瘙痂痒恶疮，杀虫。生挼傅金疮，止血生肉止痛。又主鬼气尸疰伏连，妇人血气腹内满，及冷热久痢。止泻开胃，明目，黑毛发。治劳瘦留热在骨节间，童便浸之良。

心痛热黄；生捣汁服，并傅之。泻痢；饭饮调末五钱，或入生姜煎浓汁服。骨蒸劳热；细剉，入童便浸大釜中，煎半去滓，再以微火煎成膏，丸如梧桐子大。空心既卧，酒下二十丸。鬼气；取子为末，酒服方寸匕。恶疮息肉。烧灰，淋汁，和石灰煎。

藜芦使

味辛、苦，气寒。有毒。黄连为之使。反细辛、芍药、五参。恶大黄。三月采根，阴干。去芦头，微炒用。不入汤。

主蛊毒，咳逆，泄痢肠澼，头疡头秃，疥瘙恶疮。杀诸虫

---

① 常痛肿胀：《证类本草》作"咽中常痛肿胀"。

② 取生根……调涂之：此16字，《证类本草》作"取生根烂捣傅贴，干则易之。无生者用末，水调涂之亦可"。

毒，去死肌，疗喉痹不通。治马刀烂疮及马疥癣。

吐上膈风痰，暗风痫病。取一两浓煎，防风汤浴过，焙干微炒作末，温水下半钱，吐为度。

射干使，即乌翣根

味苦，气平，微温。有毒。三月三日采根，阴干。

主咳逆上气，咳唾，言语气臭。喉痹咽痛，不得消息。散结气，消肿毒，行太阴、厥阴之积痰，使结核自消，甚捷。腹中邪逆，饮食大热，胸满腹胀。通女人月闭，消瘀血，久服令人虚。

治便毒，足厥阴湿气因劳而发。取三寸与生姜同煎，食前服，利三两行，效。

山豆根

味甘，气寒。无毒。

主解诸药毒，止痛，消疮肿。杀小虫、寸白虫。含口中解咽喉痛肿，解毒，人马急发黄，咳嗽。患秃疮，水研傅之。

蛇 含

味苦，气微寒。无毒。阴干。

主惊痫，寒热邪气，除热。金疮疽痔，鼠瘘恶疮头疡，丹疹。治蛇虫蜂①咬。

白敛使

味苦、甘，气平，微寒。无毒，一云有毒。代赭为之使，反乌头。

主痈肿诸疮，散结气。止痛除热，目中赤。小儿惊痫温疟，

---

① 蜂：此字后原有"虺"字，据《证类本草》删。

女子阴中肿痛。杀火毒，治汤火疮，刀箭疮。

白敛、白及，古今服饵方少用，多用于敛疮方中。

疗肿发背。水调末，傅之良。

白及使

味苦、辛，气平，微寒，阳中之阴。无毒。紫石英为之使，恶理石，畏杏仁。

主痈肿恶疮败疽，伤阴，死肌，胃中邪气，贼风鬼击，痱缓不收。除白癣疥虫。

羊蹄

味苦，气寒，属水。无毒。取根用。

主头秃疥瘙，除热，女子阴蚀，浸淫疽痔，杀虫。醋磨贴肿毒、涂癣，立效。

连翘使

味苦，气平，微寒，气味俱轻，阳也。无毒。手足少阳经、阳明经药，入手少阴经。阴干。

主寒热鼠瘘瘰疬，痈肿恶疮，瘿瘤，结热，蛊毒，有神功。泻心火，降脾胃湿热，通利五淋及月经。除心经客热，尤宜小儿。

治血证，以防风为上使，连翘为中使，地榆为下使。

百草灰

五月五日采，露取之一百种，阴干烧灰，以井花水为团，重烧令白，以醋和为饼。

主腋臭及金疮。

腋臭；腋下挟之，干即易，当抽一身痛闷，疮出即止。以水及小便洗之，不过三两度。金疮，止血生肌。刮傅疮上。

蔄 茹

味辛、酸，气寒。有小毒。甘草为之使。恶麦门冬。五月采根，阴干。黑头者良。

主蚀恶肉败疮死肌，杀疥虫，排脓恶血。除大风热气，善忘不乐。

金星草

味苦，气寒。无毒。凌冬不凋，叶背冬生黄星点子两行，相对如金色。五月和根采，风干。

主痈疽疮毒，大解硫黄及丹石毒。发背痈肿，结核，用叶和根，酒煎服之。先服石①药悉下，毒去疮愈。或作末，冷水服及涂疮肿上，殊效。根碎之，浸油涂头，大生毛发。老年人不可辄服。

紫 葛

味甘、苦，气寒。无毒。生山谷中，三月、四月采根皮，日干，不入方用。

主痈肿恶疮，取根皮捣末，醋和封之。

蒲公英一名地丁

味甘，气平。无毒。入阳明经、太阴经。四月、五月采。

主妇人乳痈肿，水煮汁佐以少酒饮之及封之，立消。傅疗肿诸疮及恶刺，化热毒，消结核有奇功。解石毒，散滞气。

谷精草

味辛，气温。无毒。二三月于谷田中采之。

主喉痹，齿风痛，诸疮疥口齿药多用之。又饲马，主虫颡、

---

① 石：原作"食"，据《证类本草》改。

毛焦等病。

牛扁

味苦，气微寒。无毒。

主身皮疮热气，可作浴汤。杀牛虱小虫，又疗牛病。

夏枯草

味苦、辛，气寒。无毒。禀纯阳之气，得阴气则枯。王瓜为之使，四月采。

主寒热瘰疬，鼠瘘头疮。破癥散瘿结气，脚肿湿痹，轻身。

鸭跖草

味苦，气大寒。叶如竹，花深碧，有角如鸟嘴，花好为色。

主寒热瘴疟，痰饮疔肿，小儿丹毒，发热狂痫，大腹痞满。又治热痢、蛇犬咬①、痈疽等毒。

山慈菇根

有小毒。

主痈肿疮瘘，瘰疬结核等，醋磨傅之。又取茎叶捣为膏，入蜜贴疮口上，候清血出，效。

苘实 苘麻子也

味苦，气平。无毒。阴干。

主赤白冷热痢，炒为末，蜜浆水调服之。吞一枚，破痈肿。

---

① 蛇犬咬：原作"虵蛇咬"，据《证类本草》改。

卷之四

木部 计九十二种①

桂君

味甘、辛，气大热。有小毒。入手少阴经。桂枝入足太阳经。忌生葱。生桂阳，采皮阴干。凡使刮外皮。

主温中，利肝肺气，心腹冷痛，霍乱转筋，风寒头痛，腰痛。出汗，止唾、咳嗽、鼻齆。能堕胎，通血脉，消瘀血，坚骨节。治风痹，骨挛脚软。宣导百药无所畏，杀草木毒。

牡桂君

味辛，气温。无毒。生南海山谷。

主上气，咳逆，结气，喉痹吐吸。利关节，补中益气。久服通神，轻身不老。

菌 桂

味辛，气温。无毒。生交趾、桂林山谷，立秋采，无骨正圆如竹。

主百病，养精神，和颜色，为诸药先聘通使。久服轻身不老，面生光华，媚好，常如童子。

按三种之桂，所出各异，为治亦稍别，世俗所用皆单桂也。枝条轻薄者为桂枝，宜入治头目，发表散风寒。仲景救表用桂枝，非以其能敛汗，盖表有风邪，故病自汗，以桂枝温荣卫而发其邪，邪去则表密而汗自止，正辛甘发散之义。后人用桂止汗，失经旨矣。身干厚实者为肉桂，宜入治脏，补肾气及下焦

---

① 计九十二种：此5字原无，据原书目录补。

寒冷。秋冬下部腹痛，非此不除。刮去粗厚，用近里者为桂心，又有嫩小枝条为柳桂，味淡，尤宜入治上焦药及横行手臂。桂虽有小毒，亦从类化，与芩连为使，小毒何施？与乌附同用，全得热性。冬月与人参、麦门冬、甘草同用，能调中益气、护荣实卫。

风头痛，遇天将阴风雨先发者；桂心一两为末，酒调如膏，傅顶上并额角，效。唾血吐血；桂心捣末，水调下方寸匕。中风失音，四肢逆冷。取一两，以水三升煮取一升，服尽取汗。

槐实臣

味苦、酸、咸，气寒。无毒。景天为之使。十月上巳日采。

主五内邪气热。止涎唾，补绝伤。五痔，火疮。妇人乳瘕，子脏急痛，又堕胎催生。吞七粒，治丈夫妇人阴疮湿痒，产门痒痛。久服明目，补脑益气，头不白，延年。

槐枝：洗疮及阴囊下湿痒，春采嫩枝，煅为黑灰，以揩齿去虫。

槐白皮：味苦，主中风皮肤不仁，酒煮服之。煎汤洗五痔，男子阴疝卵肿，妇人产门痒痛，小儿惊痫壮热。茎叶同。又治一切恶疮、烂疮、疥癣。煎膏，止痛长肉，消痈肿。煮汁含之，治口齿风疳。

槐花：味苦，凉大肠热。治五痔、心痛、眼赤，杀腹脏虫及热。治皮肤风并肠风泻血、赤白痢。并炒用。

槐胶：主一切风，化涎，急风口噤或四肢不收，顽痹或毒风，周身如虫行，或破伤风。任作汤、散、丸、煎，杂诸药用之，亦可水煮和诸药为丸。

柏实君

味甘、辛，气平。无毒。牡蛎及桂为之使。畏菊花、羊蹄、诸石及面曲。入药微炒用。用扁叶者名侧柏。

主惊悸，安五脏，益气血。除风湿痹，疗恍惚，虚损吸吸，历节，腰中重痛，腰肾中冷，润肾燥之药。去头风，兴阳道。久服令人润泽美色，耳目聪明，不饥不老，轻身延年。

柏叶：尤良，味苦涩，气微温。四时各依方面采，阴干。主吐血、衄血、痢血、崩中赤白、尿血。轻身益气，令人耐寒暑，去湿痹。此补阴之要药。性多燥，久得之大益脾土，以涩其肺。作末和油涂之，生发。炙，罯冻疮。

柏白皮：主火灼烂疮，长毛发。叶同。

大风疾，眉发脱落；叶九蒸九暴，捣为末，炼蜜丸如桐子大，日三服，夜一服。熟水下五丸或十丸，百日再生。男女及小儿虫痢，大腹下黑血如茶脚色，或脓血如淀色者。取叶焙干为末，与黄连同煎为汁，服之殊效。

松脂 使

味苦、甘，气温。无毒。六月采，通明如乳香者佳。

主疽恶疮，头疡白秃，疥瘙风气。杀虫牙痛，少许咬之，虫自死。贴诸疮脓血，生肌止痛，抽风。炼之令白如玉，安五脏。除热，胃中伏热，咽干消渴及风痹死肌，历节风，恶风癫疾。久服轻身，不老延年。

松实：主虚羸少气，补不足。

松叶：苦温。主风湿疮，生毛发，安五脏，守中，不饥延年。切如粟，酒服方寸匕，日三，辟瘟疫，除恶病。多取青叶捣烂，用酒浸七日，取酒服，治脚气风痹不能行及诸历节风。

松节：温。主百节久风，风虚脚痹，软弱疼痛。燥血中之湿，浸酒服。

松根白皮：苦温。主辟谷不饥，补劳益气。

松花：拂取似蒲黄，久服轻身疗病。

茯苓 臣

味甘淡，气平，阳也。无毒。入手太阴、足太阳少阳。赤者入足太阴、手少阳少阴经。恶白敛，畏牡蒙、地榆、雄黄、秦艽、龟甲。忌醋及酸物。得松之余气而成者。阴干，中有赤筋最损目，用宜去之。

主胸胁逆气，忧恚惊邪恐悸，心下结痛，寒热烦满，咳逆，口焦舌干。利小便，水肿淋结，膈中痰水，肺痿痰壅。调胃气，伐肾邪，降肺火。益气力，保神守中。久服安魂养神，不饥延年。

淡利窍，甘助阳，除湿行水之圣药。白色者补，赤色者利。又，赤者破结气，如小便多及汗多阴虚者不宜服。

其有抱根者名茯神，君。主辟不祥，疗风眩风虚，五劳口干，止惊悸，恚怒惊痫，善忘。开心益智，安魂魄，养精神，补劳乏。又治心下急痛坚满。人虚而小肠不利，加而用之。

琥珀 君

味甘，气平，属阳。无毒。松脂所化，手摩热可拾芥者为真。

安五脏，定魂魄，杀精魅邪鬼，疗蛊毒。利小便，通五淋，明目摩翳，止心痛。破结瘕瘀血，产后血晕。止血生肌，合金疮。

丹溪云能利小便，以燥脾土有功。若血少而小便不利者，反致燥急之苦。

茯苓、琥珀二物皆自松出，而所禀各异。茯苓生成于阴者也，琥珀生于阳而成于阴，故皆治荣而安心利水也。

枸 杞

味苦，气寒。根大寒，子微寒。无毒。冬采根，春夏采叶，秋采茎实，阴干。

主五内邪气，热中消渴，周痹。补内伤大劳，强阴益精。去皮肤骨节间风，肾家风眼赤痛，风痒瘴膜。久服坚筋骨，轻身不老，明目。血虚用之。

酸　枣

味酸，气平。无毒。恶防己，八月采实，阴干，四十日成。

主心腹寒热，邪结气聚；四肢酸疼，湿痹，筋骨风；脐上下痛，心虚烦及振悸不得眠。宁心志，敛虚汗，止烦渴。补中益肝气，坚筋骨，助阴气。久服安五脏，轻身延年。又云胆实多睡，热也，生用，茶叶、姜汁调服；胆虚不睡，寒也，炒熟，竹叶汤调服。

栀　子

味苦，气寒。味薄，阴中阳也。无毒。入手太阴经。七棱者良，炒用。

主五内邪气，胃中热气，面赤酒疱齄①鼻，白癞赤癞疮疡，目赤热痛。血痢挟毒热，下小便赤涩不利。治湿热发黄，加茵陈、豆豉。治呕，加生姜、橘皮。治心腹久痛，加生姜汁。善去心中客热，虚烦不得眠，反覆颠倒，心中懊恼。又治大病汗下后劳复，既亡血亡津液，脏腑无润养，内生虚热，非此不除。又能屈曲下行降火，善开郁，治块中之火，丹溪六郁方中用之。

轻浮而象肺，色赤而象火，故治至高之分，泻肺中之火。用仁，去心胸热；用皮，去肌表热。

檗木　使，黄檗也

味苦微辛，气寒，阴中之阳，降也。无毒。足少阴经药，

---

① 齄：鼻子上长的红色小疱。

足太阳引经药。恶干漆。二月、五月采，紧厚鲜黄者上。凡使用生蜜水浸，晒干，再用蜜涂，慢火炙，令蜜尽，佳。

主五脏肠胃中结热，黄疸、肠痔，止泄痢。女子漏下赤白，阴伤蚀疮，男子茎上疮，煮汁洗，屑末傅之。蜜炒为末，治口舌疮。又云配细辛治口疮有神功。补肾水膀胱不足，诸痿厥、脚膝无力、瘫痪必用之药。坚肾泻膀胱热，清小便，降相火，治骨蒸劳阴痿。洗肝明目，鼻洪吐血下血。治蛔心痛，虚哕蛔出，小肠虚痛。久服通神。

根：名檀桓，作结块如茯苓。主心腹百病，安魂魄，不饥渴。久服轻身，延年通神。

心脾热，舌颊生疮。蜜炙与青黛一分同为末，入龙脑一字，研匀，掺疮上，有涎即吐。

竹叶

味苦、甘，气平、寒，阴中微阳。无毒。篁竹、淡竹为上，苦竹次之，余不入药。

主咳逆上气，溢筋急恶疡，杀小虫。凉心经，除烦热，风痉喉痹，呕吐。根作汤，益气止渴、补虚下气、消毒。

汁：主风痉。

实：通神明，轻身益气。《别说》云竹实大如鸡子，叶层层包裹，味甘胜似蜜，此凤凰所食者。今结实如小麦子者非。

淡竹叶：味辛甘，气寒。主胸中痰热，咳逆上气，吐血，热毒风，丹石毒，止消渴。

烧沥：味甘，性缓。治卒中风，失音不语，风痹，胸中热狂烦闷，壮热头痛头风，并怀妊人头旋倒地。安胎，治子烦。除阴虚人发大热，消虚痰，痰盛人、气虚少食者宜用之。又痰在四肢，非此不能开。止惊悸，温疫，迷闷，小儿惊痫天吊，茎叶同用。

竹皮茹：味苦，气微寒。主呕哕①噎膈，温气寒热，吐血衄血，崩中溢筋。

苦竹叶及沥：疗口疮，目赤痛，明目，利九窍。治不睡，解酒毒，下热壅。作沥功用与淡竹同。

齿间血出；苦竹茹四两，醋渍一宿含之。又云以竹叶浓煮，与盐少许含之。卒得恶疮不识；烧苦竹叶和鸡子黄傅之。妊娠失坠，胎动或痛；取淡竹沥服之，或取竹茹四五两酒煎服，竹根煮汁亦佳。爆竹辟妖气。有人家为山魈所祟掷瓦，不开户牖，不安，诸祷禳不效。后有人教以旦夜于庭落中，若除夕爆竹数十竿，至晓寂然遂止。

楮　实

味甘，气寒。无毒。取中子，日干，四十日成。

主阴痿，水肿，益气补虚劳，助腰膝，充肌肤，明目。久服不饥，不老轻身。

叶：主小儿身热，食不下，生肌，可作汤浴。又主恶疮生肉。又鼻衄不断，捣取汁，饮三升，不止再饮，良久衄瘥。又主水利，炙干为末，乌梅汤调，日再服。

树皮：主逐水，利小便。可为纸，其纸烧灰酒调服，能止血晕、血崩、金疮出血。

皮间白汁：疗癣，傅蛇虫蜂犬咬。

山茱萸 使

味酸、涩，气平，微温。无毒。入足厥阴经、少阴经。蓼实为之使，恶桔梗、防风、防己。阴干，去核用。

主心下邪气寒热，温中，逐寒湿痹，去三虫。补肾气，兴

---

① 哕（yè 夜）：干呕；干哕。

阳道，坚长阴茎，添精髓，秘精。止小便利，暖腰膝，疗耳鸣。止女人月水不定，老人尿不节。久服轻身明目，强力长年。

核：能滑精。

五加皮

味辛苦，气温，微寒。无毒。远志为之使，畏蛇皮、玄参。五月、七月①采茎，十月采根，阴干。

主心腹疝气腹痛。益气疗躄，小儿不能行。疽疮阴蚀，男子阴痿囊湿，小便遗沥；女人阴痒，腰脊痛，脚痹痛，风弱五缓。治多年瘀血在皮肌。补中益精，坚筋骨，强志意。久服轻身耐老；酿酒饮治风痹四肢挛急，延年不死，《仙经》药也。

杜　仲

味辛、甘，气平、温，气味俱薄，阳也。无毒。恶蛇蜕、玄参。凡用炒去丝。

主腰脊痛，补中益精气，坚筋骨，强志。除阴下湿痒，小便遗沥，脚中酸疼不欲践地。久服轻身耐老。

南藤 即丁公藤，生依南树故云

味辛，气温。无毒。

主风血，补衰老，起阳，强腰脚，除痹。逐冷气，排风邪。煮汁服，亦酒浸，冬月用之。

石南 臣

味辛、苦，气平。有毒。五加皮为之使。二月、四月采叶，八月采实，阴干。

主养肾气，内伤阴衰。利筋骨皮毛，疗脚弱，五脏邪气，

---

① 　月：原作"日"，据《证类本草》及上中医本改。

除热。女子不可久服，令思男。

实：杀蛊毒，破积聚，逐风痹。

女贞实

味苦、甘，气平。无毒。立冬采叶，似冬青树。或云即冬青也。

主补中，安五脏，养精神，除百疾。久服肥健，轻身不老。

桑根白皮_使

味甘、辛，气温。无毒。入手太阴经。续断、桂心、麻子为之使。恶铁及铅。东行者佳，出土上者杀人。采无时，刮去青黄薄皮，勿令皮上涎落。入药炒用。

主伤中，五劳六极，羸瘦，崩中脉绝，补虚益气。泻肺气有余，喘嗽唾血，虚劳客热。消痰止渴，去肺中水气，浮肿腹满，利水道，去寸白。作线可以缝金疮，更以热鸡血涂之，唐安金藏剖腹①用此法。

桑叶：主除寒热，风痛，出汗。煮汁服主霍乱腹痛，盐按傅治蛇虫蜈蚣咬。

桑枝条：细剉，水煎浓汁可常服。疗遍体风痒，脚气，风气拘挛，肺嗽口干，利小便，轻身聪明。

桑皮中白汁：主小儿口疮及鹅口舌上生疮，傅之神效。又涂金刃伤燥痛，须臾血止，更剥白皮裹之，令汁得入疮中良，冬月用根皮。蛇咬、蜈蚣、蜘蛛毒傅之效。

桑耳：味甘，有毒。黑者主女子漏下赤白汁，血病癥瘕积聚，阴痛，阴阳寒热，无子。黄熟陈白者，止久泄、益气；金色者，治癖饮积聚、腹痛金疮。

---

① 安金藏剖腹：指安金藏为唐太子李旦洗脱谋反罪而剖腹的事迹。见《旧唐书》第一百八十七卷。

桑椹：曝干捣末，蜜和丸服。主消渴，治金石发热，久服不饥，变白不老。取黑者一斤，和科斗子①一斤，瓶盛封闭，悬屋东头一百日，化为黑泥，染白发如漆。又取二七枚和胡桃脂研如泥，拔去白发，点孔中即生黑。

桑上寄生 臣

味苦、甘，气平。无毒。桑木气厚生意浓，无采捋者，自然生出，采茎叶阴干。凡槲、榉、柳、枫等上皆有寄生，唯桑上者佳，假桑之气耳。

主腰痛，小儿背强，痈肿。安胎，充肌肤，坚发齿，长须眉。主金疮，去痹。女子崩中不足，怀妊漏血不止，产后余疾，下乳汁。

其实：明目，轻身通神。

南烛枝叶

味苦，气平。无毒。南方谓之黑饭树。

止泄，除睡，强筋益气力。久服轻身，长年不饥，变白去老。取茎叶捣碎渍汁，浸糯米，九浸九蒸九曝，米粒正黑，袋盛之可适远方，日进一合不饥。取汁炊饭名乌饭②。

合欢 即夜合树

味甘，气平。无毒。采皮及叶用，不拘时。

主安五脏，利心志，令人欢乐无忧，补阴有捷功。久服轻身明目，得所欲。又皮煎膏，消痈肿，续筋骨。

叶：可洗衣垢。

---

① 科斗子：蝌蚪。《本草纲目·蝌斗》："按危氏得效方：染髭发，用蝌斗黑桑椹各半斤，瓶密封，悬屋东百日化泥，取涂须发，永黑如漆也。"

② 饭：原作"饮"，据《证类本草》改。

益智子

味辛，气温。无毒。入手足太阴经、足少阴经。主君相二火。去皮用。

主遗精虚漏，小便遗沥。益气安神，补不足，安三焦，调诸气。治脾胃中受寒邪，止呕哕，摄涎唾，当于补中药内兼用之。

夜多小便者。取二十四枚，碎，入盐同煎服，有奇验。

榆　皮

味甘，气平，性滑利。无毒。二月采皮，取白暴干。八月采实并勿令中湿，湿则伤人。

主大小便不利，通水道，除邪气，消肿毒，涂诸疮。滑胎。久服轻身不饥，又令人多睡。

其实：尤良，味微辛，能助肺气，杀诸虫。消心腹间恶气，卒心痛。疗小儿头疮痂疕，又涂诸疮癣妙。

花：主小儿痫，小便不利，伤热。

小儿白秃疮；捣皮末醋和，涂之虫当出。妊娠滑胎易产。焙捣末，临月日三服方寸匕，令产极易。

干漆 臣

味辛、咸，气温。有毒。半夏为之使。畏鸡子，又忌油脂。又畏蟹，见蟹则不干。入药捣碎炒用。

主绝伤，补中，续筋骨，填髓脑，安五脏。五缓六急，风寒湿痹。消瘀血，痞结，腰疼，女子疝瘕癥坚，经脉不通。削年深积，治血气心痛。去蛔，杀三虫。

生漆：去长虫。久服轻身耐老。

蔓荆实

味苦、辛、甘，气微寒，温，阳中之阴。无毒。太阳经药。恶乌头、石膏。

主筋骨间寒热，湿痹拘挛。明目坚齿，利九窍，去白虫。久服轻身耐老。主风头痛脑鸣，目泪出。治太阳头痛，头昏闷。散风邪，除目睛内痛。

牡荆实

味苦，气温。无毒。防风为之使，恶石膏。阴干。

主除骨间寒热。通利胃气，止咳逆下气。

取茎截于火上烧，承取沥饮之，去心闷烦热，头风旋，目眩。心头漾漾欲吐，卒失音。小儿心热惊痫，止消渴，除痰唾。气实痰盛人宜服之。丹溪云：虚痰用竹沥，实痰用荆沥，二味开经络行血气，俱用姜汁助送。

辛夷 臣

味辛，气温。无毒。芎䓖为之使，恶五石脂，畏菖蒲、蒲黄、黄连、石膏。采实暴干，用之去心及外毛，毛射人肺令咳。

主五脏身体寒热，风头脑痛面䵟。温中解肌，利九窍，通鼻塞涕出。治面肿引齿痛，眩冒。生须发，去白虫。久服下气，轻身明目，增年耐老。

木 兰

味苦，气寒。无毒。十二月采皮阴干。

主身大热在皮肤中。去面热赤疱酒齄，恶风癞疾，阴下湿痒。明耳目。

蕤核 使

味甘，气温。采实去核壳，阴干。

主心腹邪结气。明目，目赤痛伤泪出，目肿眦烂，眼风痒。

钓藤①臣

味甘苦，气微寒。无毒。三月采。

主小儿寒热，十二惊痫，客忤胎风。惟疗小儿。

秦　皮

味苦，气寒。无毒。大戟为之使，恶吴茱萸。阴干。

主风寒湿痹，洗洗寒气。除热，目中青翳白膜；肝中久热，两目赤肿疼痛，风泪不止。疗男子少精，妇人带下。小儿痫，身热，作汤浴瘥。水煎澄清，点洗赤眼，极效。久服头不白，轻身。

密蒙花

味甘，气平，微寒。无毒。凡用酒浸一宿候干，却拌蜜合调蒸之，日干。

主青盲肤翳，赤涩多眵泪。消目中赤脉，小儿麸豆及疳气攻眼。

栾　华

味苦，气寒。无毒。决明为之使。五月采花。

主目痛泪出，伤眦，消目肿。南人取以合黄连作煎，疗目赤烂甚效。

仙人杖

味咸，气平。无毒。此是笋欲成竹时立死者，色黑如漆。五六月收之。

---

① 钓藤：即钩藤。《本草纲目·钩藤》："时珍曰：其刺曲如钓钩，故名。"

主哕气呕逆，辟痁①。小儿吐乳，大人吐食，并水煮服。小儿惊痫及夜啼，安身伴睡良。又痔病，烧为末，服方寸匕。

丁香 臣

味辛，气温，纯阳。无毒。入手太阴，足阳明、少阴经。

主温脾胃。止霍乱呕逆，冷气腹痛，风毒诸肿。治口气齿疳䘌，肾气贲豚，壮阳暖腰膝。有大如枣核者，名母丁香，为末，实纱囊如小指，纳阴中，主阴冷病。能变白，以生姜汁和，拔去白须，涂孔中即异常黑。

苏合香

味甘，气温。无毒。此香来从西域，云是诸香汁煎之，色亦黄。

主辟恶，杀鬼精物，温疟蛊毒痫痓。去三虫。除邪，令人无梦魇。

沉　香

味辛，气温，阳也。无毒。入水沉而中实不空者佳。

疗风水肿毒，去恶风。补右尺命门，壮元阳，暖腰膝，散滞气，保和卫气。用为使，上而至天，下而至泉，无所不之。又止转筋吐泻，冷气麻痹，骨节不任，湿风皮肤痒，心腹痛，气痢。

藿　香

味甘、辛，气微温，阳也。入手足太阴经。

疗风水肿毒，去恶气，治口臭，霍乱心痛。芳香之气，助脾开胃，温中快气，治吐逆为最要之药。上焦壅，煎汤嗽口。

入顺气乌药则理肺，入黄耆、四君子汤则理脾。

---

① 痁（shān 山）：只发热不发冷的疟疾，或多日的疟疾。

紫真檀

味咸、辛，气温。无毒。入手太阴、足少阴经，通行阳明经。

主恶毒风毒，醋和涂傅之。末傅金疮，止血止痛妙。又治心腹痛，霍乱中恶鬼气。

能调气而清香，引芳香之物上行，最宜橙橘之属。佐以姜枣，将以葛根、豆蔻、缩砂、益智，通行阳明之经，在胸膈之上，处咽嗌之中，同为理气之剂。

龙脑香及膏香

味辛、苦，气温属阳。无毒。出波律国，形似白松树，作杉木气，明净状若梅花瓣者甚佳。膏乃根下清液，砍木作坎而承之者清香，为百药先，万物中香无出其右者。

主心腹邪气、风湿积聚、耳聋，明目，去目赤肤翳。通利关膈热塞，大人小儿风涎闭壅及暴惊热。

丹溪云：属火，世知其寒而通利，然未达其暖而轻浮飞扬。《局方》但喜其香而贵细，动辄与麝同用为桂附之助。然人身阳易动，阴易亏，幸思之。愚按：龙脑性大辛善走，故能散热通利结气，古今方目痛、喉痹、下疳多用之者，取辛散也。人欲死者吞之气散尽也，世人误以为寒，不知辛散性甚，似乎凉耳。诸香皆属阳，岂有香之至者而反寒乎？

治时疾，发豌豆疮及赤疮，心烦狂躁，气喘妄语。取一钱细研，旋滴猪心血，和丸如鸡头大，每服一丸，紫草汤下。少时心神便定，疮收散。

安息香

味辛、苦，气平。无毒。

主心腹恶气鬼疰，治邪气魍魉，鬼胎，蛊毒。烧之去鬼来神，辟众恶。

杉 材

味辛，气温，属阳。无毒。须油杉良。

主疗漆疮。取节作屑，水煮汁浸洗，脚气肿满殊效。煎木屑服之，疗心腹胀痛，去恶气。

乳 香

味辛、苦，气温，阳也。入丸散微炒。

疗风水肿毒，去恶气，疗诸疮。调血气，定诸经之痛，治心腹痛，耳聋，中风，口噤。又催生。煎膏止痛长肉。

槟榔君

味辛、苦，气温，味厚气轻，阴中阳也。无毒。状若鸡心，正稳尖长，心不虚，中有锦文者良。

主消谷，逐水除痰癖，治心痛。杀三虫伏尸寸白。治后重如神，坠诸药至于极下。破滞气，泄胸中至高之气。南方人食之以祛瘴疠①，又脚气冲心。大者一个为末，童便、姜汁、温酒共半盏调。

枳壳使

味苦酸辛，气微寒，味薄气厚，阳也，阴中微阳。无毒。阴干，陈久者良。去瓤核，麸炒令熟用。

主胸膈痞塞，散结气，逐水，消胀满。安胃，化痰涎，消食。破癥结痃癖，除寒热结痢。长肌肉，利五脏。走大肠泄肺气，损胸中至高之气，勿多用。又治遍身风疹风痛，大风在皮

---

① 瘴疠：原作"障厉"，据《证类本草》改。

肤中，如麻豆苦痒。通利关节，主皮毛、胸膈之病。

肠风痔疾；一方同黄耆各半斤，糊为丸，米饮下二十九。湖阳公主胎肥难产，方士进瘦胎散。用四两和甘草二两为末，空心服大钱匕，茶清点服。

枳实 臣

味苦、酸，气寒，纯阴。无毒。陈久者良。

主胸膈痰癖，逐停水，破结实，消胀满，心下急痞痛。去脾经积血，故治心下痞，脾无积血则不痞也，故伤寒结胸用之。又治逆气胁风痛，消宿食，安胃气。

《本经》不分壳，壳大，性详而缓，治高，高者主气，治在胸膈；实小，性酷而速，治下，下者主血，治在心腹。故有高低缓急之分。

厚朴 臣

味苦、辛，气温，阳中之阴。无毒。干姜为之使，恶泽泻、寒水石、硝石。阴干。肉厚紫色者佳，入药去粗皮，生姜汁炒用。

主中风伤寒，头痛寒热，惊悸气，血痹，死肌，去三虫。温中益气，消痰下气，厚肠胃，走冷气，疗霍乱胃中冷逆，呕吐酸水，泄利淋露。消宿食，破宿血，治腹痛胀满，散结之神药。

若虚弱人虽腹胀，宜斟酌用之。误服脱人元气，与枳实大黄同用能泄实满，是消痰下气也。与橘皮苍术同用，能除湿满，是温中益气也。与解利药同用，则治伤寒头痛。与泄利药同用，则厚肠胃。盖用苦则泄，用温则补也。

茗苦荼 今荼也。早采者为荼，晚采者为茗

味甘、苦，气微寒。无毒。入手足厥阴经。

主瘘疮，清头目，利小便，去痰热渴，下气，消宿食，去人脂，令人少睡。作饮加茱萸、葱、姜等良。《茶饮序》① 云：释滞消壅，一日之利暂佳，瘠气侵精，终身之累斯大。

赤白痢；对和黄连半两，生姜一两，点服效。诸烂疮及汤火疮；细嚼傅贴，或为末，香油调傅妙。目热赤涩痛。嚼烂贴目两角，痛即止。

乌 药

味辛，气温。无毒。八月采根。

主中恶心腹痛，蛊毒，疰忤，鬼气，宿食不消，天行疫瘴，膀胱肾间冷气攻冲背脊，妇人血气，小儿腹中诸虫。治一切气，除一切冷。痈疖疥癞，猫犬百病并可摩服。

巴豆使

味辛，气温。有大毒。芫花为之使，恶蘘草，畏大黄、黄连。用之去心、皮，又熬令黄色，别捣如膏，以和丸散。

主伤寒温疟寒热，破癥瘕结聚坚积，留饮痰癖，大肠水胀。荡涤五脏六腑，开通闭塞，利水谷道，女子月闭。杀腹脏虫，去恶肉，排脓消肿。除鬼毒蛊疰邪物，杀虫鱼斑蝥蛇虺毒。人吞一粒便欲死，而鼠食之三年重三十斤，物性乃有相耐如此。

此斩关夺门之将，不可轻用。若急治，为水谷道路之剂，去皮、心、膜、油生用；若缓治，为消坚磨积之剂，炒烟去令紫黑，研用。丹溪云：去胃中寒积，无寒积者勿用。

箭镞入骨不可拔。取微熬，蜣螂同研，涂伤处，须臾痛定，微痒忍，待极痒不可忍，便撼动箭镞，即拔之立出，速以生肌膏傅之。兼治背疮。

皂荚使

味辛、咸，气温。有小毒。引入厥阴经。柏实为之使，恶麦门

① 茶饮序：唐开元间毋景（又作"毋煲""綦毋煲"）著。

冬，畏空青、人参、苦参。九十月采，阴干。如猪牙者良，去皮、子，酥炙用，不入汤药。

主风痹死肌邪气，风头泪出，利九窍，通关节。杀精物劳虫。疗腹胀满，破坚癥，堕胎。可为沐药。治卒中风，昏迷鬼魇不悟，卒死，卒头痛，为末，吹鼻中。投荚酒中，尽取其精，火内煎成膏，涂帛，贴一切肿毒，兼止疼痛。

皂角针：治疮中用之，直达疮所。又米醋煎嫩刺，作浓煎，傅疮癣奇效。

一人患大风恶疾。用刺一二斤为灰，蒸，又晒研为末，食上浓煎大黄汤，调一钱匕服，一旬，须眉再生，愈。

大　腹

味辛，气微温。无毒。鸩鸟多栖此树上，宜先酒洗，仍以大豆汁洗方可用。

主冷热气攻心腹，大肠壅毒痰膈，醋心，并以姜盐同煎，入疏气药良。下一切气，健脾开胃。

乌臼木根皮

味苦，气微温。有毒。

主暴水，癥结积聚。又治大便不通，用此木方停一寸，劈破，水煎取小半盏，服之立通，不用多。兼能取水，又解蛇毒。

猪苓 臣

味甘、苦而淡，气平。无毒。入足太阳经、少阴经。

主痎疟，解毒，蛊疰①不祥。除湿利水道。久服轻身耐老。治渴，解伤寒瘟疫大热发汗。又治肿胀满，从脚上至小腹肿。

---

① 疰：原作"痊"，据《证类本草》改。

此药行水之功多，大燥亡津液，无湿证勿用，久服损肾昏目。

郁李仁臣

味酸、苦，气平，阴中之阳。无毒。

主大腹水肿，面目四肢浮肿。利小便水道、肠中结气、关格不通。破血润燥。

根：主齿龈肿、龋齿，坚齿。煎浓汁含漱之。

吴茱萸

味辛、苦，气温，大热，气味俱厚，阳中阴也。有毒。入足太阴、少阴、厥阴经。蓼实为之使，恶丹参、硝石，畏紫石英。九月九日采，阴干。凡用先于汤中浸去苦汁，凡六七过，然后用。

主温中下气，止痛，咳逆寒热，除湿血痹，逐风邪，开腠理。治寒邪所隔①，气不得上下。脾胃伤冷，冷气闭胸，心腹绞痛不可忍。霍乱转筋，呕逆胸满，及治下焦寒湿疝痛。寒气，诸药不可代也。脚气冲心，可和生姜汁，饮之良，下气最速，肠虚人服之愈甚。

根：杀三虫，下寸白。东南行者良。

南行枝：主大小便卒关格不通，取断如手第二指半节，含之即下。

秦椒使

味苦、辛，气温。有毒。恶栝楼、防葵，畏雌黄，去闭口者。

主风邪气，温中除寒痹。坚齿发，明目，除云膜。女人月闭不通，产后恶血痢，多年痢，腹中冷痛出汗。利五脏，久服轻身好颜色，耐老增年通神。

---

① 隔：原作"膈"，据文义改。

蜀椒 使

味辛，气温，大热。有毒。杏仁为之使，畏款冬、雄黄。阴干。用须微炒使出汗，取红去黄壳，去目。

主邪气咳逆，温中，逐骨节皮肤死肌，寒湿痹痛。下气，除六腑寒冷，伤寒温疟，大风汗不出，心腹冷气痛，除齿痛。壮阳，疗阴汗，缩小便，开腠理，通血脉。坚齿发，明目。杀鬼疰，蛊毒，虫、鱼、蛇毒。久服之，头不白，轻身增年。又云：多食令人乏气，又十月勿食之，口闭者杀人。

椒目：味苦辛，有小毒。能行水，治水蛊，又治盗汗尤效。将目微炒，捣为极细末，用半钱匕，以生猪上唇煎汤一合调，临睡服效。

蛇入口中不得出；用刀破蛇尾纳生椒三二粒裹着，须臾即出。漆疮；煎汤洗之。齿痛；醋煎含之。有人阴冷，渐渐冷气入阴囊，肿满，日夜疼闷。拣净椒，以布帛裹着丸囊，令厚半寸，须臾热气大通，日再易之，取消瘥。

胡 椒

味辛，气大温。无毒。属火而有金，性燥。

主下气，温中去寒痰，止霍乱心腹冷痛及冷痢。调食用之，味甚辛辣，快膈。杀一切鱼肉鳖蕈毒。不可多服，大伤脾胃肺气，积久而大。

楝 实

味苦，气寒，阴中之阳。有小毒。有雄雌二种，根白生子者为雌，服食用此；无子雄者，误服吐泻杀人。

主温疾伤寒，大热烦狂。杀三虫，疥疡，利小便水道。入心，主上下部腹痛，心暴痛。

根东行者：煮汁服，疗蛔虫甚效。

皮：治游风热毒，风疹，恶疮，疥癣，秃疮，并煎汤浸洗。

诃梨勒

味苦、酸，气温，性急，喜降。无毒。六棱黑色肉厚者良，取皮去核用。

主冷气心腹胀满，胸膈结气，泄逆气，消痰除烦，下食开胃。涩肠止久痢赤白及气痢霍乱吐泻。又治肺气因火伤极①郁遏，胀满喘急咳嗽。味酸苦，故有收敛降火之功。气虚者亦少用。痰嗽咽喉不利，含二三枚殊胜。

麒麟竭

味甘、咸，气平。有小毒。勿误用海母血，最相似，但血竭咸而甘，似栀子气。嚼之不烂如蜡者为上。

主五脏邪气，带下。止痛，破积血金疮，生肉，傅一切恶疮疥癣久不合者。亦不可多使，却引脓。主打伤损折，内伤血聚，并宜酒服。

没 药

味苦、辛，气平。无毒。生波斯国，似安息香，色黑。

主破血止痛，疗金疮杖疮，诸恶疮痔漏，卒下血。目中翳晕痛，肤赤。妇人产后血气痛。治打扑损折，血滞肿痛不可忍。皆以酒投饮之良。

紫葳臣，即凌霄花

味酸，气微寒。无毒。畏卤碱。

主妇人产乳余疾，崩中带下，癥瘕血闭，寒热羸瘦，养胎，

---

① 极：《证类本草》无。

治血中痛之要药也。又治酒齄热毒风刺风。

茎叶：味苦。主痿蹶，益气，亦与花同功。

松烟墨

味辛。无毒。粗者不堪，非松烟者不入药。

止血，生肌肤，合金疮。主产后血晕崩中，卒下血，醋摩服之。亦主瞖目，物芒入目，摩点瞳子上。又止血痢及小儿客忤，捣筛和水温服之。

赤白痢；干姜、好墨各五两为末，醋浆和丸，如桐子大，服三四十丸，米饮下，日夜可六七服，效。产后血晕。以丈夫小便浓研墨，服一升。

卫矛 使，一名鬼箭

味苦，气寒。无毒。八月采，阴干。用之削取皮羽。

主女子崩中下血，腹满汗出。除邪，杀鬼毒蛊疰、中恶腹痛。疗妇人血气大效，能落胎。

虎杖根

气微温。

主通利月水，破留血癥结恶痕、扑损瘀血。酒渍根服之。

天竺黄

味甘，气寒。无毒。此竹内所生，如黄土着竹成片者。一名竹膏。

主小儿惊风天吊客忤、痰壅失音，镇心明目、去诸风热。疗金疮，止血，滋养五脏。小儿药最宜，和缓故也。

苏方木

味甘、咸、酸，气平，阳中之阴。无毒。

主破血，排脓止痛，消痈肿扑损瘀血。治妇人血气心腹痛，月候不调，血噤血晕，产后血胀闷欲死者，酒煮五两，取浓汁服之效。

椰子皮

味苦，气平。无毒。

止血，止鼻衄，吐逆霍乱，煮汁服之。

壳中肉：益气去风。

浆：服之主消渴。涂头益发令黑。

棕榈子

涩肠，止泻痢肠风。崩中带下及养血。

皮：味苦涩，气平。止鼻洪，吐血，破癥，治崩中带下，肠风，赤白痢。入药烧作灰，不可绝过。作绳入土，千年不烂。

枫香脂一名白胶香

味辛、苦，气平，性疏通。无毒。

主瘾疹风痒，浮肿，齿痛。外科家要药。

大枫子：主风疮疥癣，杀虫。

柳华使。一名柳絮

味苦，气寒。无毒。初生有黄蕊者为花，及花干絮方出，絮之下有小黑子，随絮而飞。

主风水，黄疸面热，黑痂疥，恶疮，金疮。

絮：止血，帖灸疮良。

叶：主马疥痂疮，煎以洗马疥立愈。

实：主溃痈，逐脓血。

枝叶及根皮：煎作膏，涂痈疽肿毒，疔疮，妒乳。

枝：细剉煎汁含之，治牙齿痛。

芜荑使

味辛，气平。无毒。三月采实，阴干。

主五内邪气，散皮肤骨节中淫淫温行毒。去三虫，逐寸白，化食。治肠风痔漏，恶疥癣。

雷丸君

味苦、咸，气寒。有小毒。荔实、厚朴为之使。恶葛根。入药炮用，赤者杀人。

主杀三虫，逐毒气，胃中热。利丈夫，不利女子。作摩膏，除小儿百病。除皮中热结积蛊毒，白虫寸白自出不止。久服令人阴痿。

白棘一名棘针，小枣也

味辛，气寒。无毒。

主心腹痛，痈肿溃脓。止痛，决刺结。

五倍子

味苦酸，气平。无毒。

疗齿宣疳䘌，肺脏风毒流溢皮肤，作风湿癣疮瘙痒，脓水，五痔下血。小儿面鼻疳疮，末掺口疮效。煎澄汁洗眼，去热风，湿痒肿痛。噙口中治顽痰有功。又解诸热毒，又治肠虚泄痢。收敛之剂也。

黄药根

味苦，气平。无毒。

主诸恶疮瘘，喉痹，蛇犬咬毒。取根研服之，亦含亦涂。又治马心肺热等疾。

椿木叶

味苦涩，气寒。有毒。无花不实者为椿，有花而荚者为樗。

主洗疮疥风疽，水煮叶汁用之。

皮：主痔蜃。

樗木根叶尤良。

樗白皮使：主赤白久痢，及小儿疳痢，杀口鼻中疳虫及蛔虫，肠滑痔疾，泻血不住。女子血崩，月信来多，赤白带下。取东引细根皮，水煮服之。又能缩小便，入药蜜炙用。

桐　叶

味苦，气寒。无毒。桐有四种，未详孰是此用者。

主恶蚀疮着阴。

皮：主五痔，杀三虫。

花：主傅猪疮。饲猪，肥大三倍。

梓白皮

味苦，气寒。无毒。

主热，去三虫，疗目中疾。煎汤洗小儿壮热，一切疮疥，皮肤瘙痒。

叶：捣傅猪疮。饲猪，肥大三倍。

钓樟根皮 俗呼乌樟

主金疮止血，治贲豚、脚气水肿。煎服并煎汤洗疮痍疥癣。中恶心腹痛，鬼疰，霍乱腹胀，酒煮服之。

桦木皮

味苦，气平。无毒。

主诸黄疸，浓煮汁饮之。又主时行热毒，豌豆疮特良。又乳痈初发肿硬，以无灰酒服方寸匕，卧，及觉①瘥。

---

① 觉（jiào 叫）：睡醒。

千金藤

生北地者根大如指，色黑似漆①。生南土者，黄赤如细辛。

主一切血毒诸气，霍乱中恶，天行虚劳疟瘴，痰嗽不利。痈肿，蛇犬毒，药石发癫痫，悉主之。

榧　实

味甘。无毒。

主五痔，去三虫蛊毒，食其子良。此肺家果也，不可多啖，引火入肺，滑大肠。

木　鳖

味甘，气温。无毒。

主折伤，消结肿恶疮，生肌。止腰痛、肛门肿痛、妇人乳痛。

桃竹笋

味苦。有小毒。

主六畜疮中蛆，捣碎纳之，蛆尽出。

梳　篦

主虱病，活虱入腹为病如癥瘕者，煮汁服。又梳篦垢主小儿恶气霍乱，水和饮之。

败　扇

主蚊子，新造屋柱下四隅埋之，蚊永不入。烧为末，和粉粉身上，主汗，弥败者佳。

---

① 漆：原脱，据上中医本补。

卷之五

菜部计二十八种①

冬葵子臣

味甘，气寒，性滑利。无毒。黄芩为使。是秋种葵，覆养经冬，至春作子者。

主五脏六腑寒热、羸瘦、五癃，利小便。疗妇人乳难，下乳汁。久服，坚骨长肌肉，轻身延年。难产，取一二合，杵破，水煮服之。痈疖未溃者，水吞三五粒，便作头脓出。

根：主恶疮，疗淋，利小便。服丹石人宜之。

蜀　葵

味甘，气寒，阴中之阳。无毒。根、茎并入药，根、花俱阴干。

主客热，利小便。治恶疮及带下，散脓血恶汁。煮食，主丹石发、热结。

叶：烧为末，傅金疮，捣碎，傅火疮。炙煮与小儿食，治热毒下痢及大人②丹痢，捣汁服亦可。

花：治淋涩、水肿，催生落胎并一切疮疥、小儿风疹子。花有五色，赤者治赤带，白者治白带，空心，酒调末二钱匕。赤治血燥，白治气燥，又白者疗痎疟。

黄蜀葵花

与蜀葵别种，春生苗，叶尖狭、多缺，夏末开淡黄花，采之日干。

---

① 计二十八种：此5字原无，据原书目录补。
② 人：原作"小"，据《证类本草》改。

治小便淋及催生。又疮家要药，主诸恶疮，脓水久不瘥者，作末傅之愈。

子：催生。临产时取四十九粒或二三钱，炒，研为末，温水调服。

莱菔根俗名萝卜

味辛、甘，气温平。无毒。忌与地黄、何首乌同食，令发白。

大下气，消谷去痰癖。主咳嗽，解面毒。生捣汁服，主消渴。治肺痿，能止血消血。《衍义》云：散气用生姜，下气用莱菔。

子：治喘嗽，下气消食。水研服，吐风痰。醋研涂，消肿毒。

芜　菁①

味苦，气温。无毒。

主利五脏，轻身益气，消食。可长②食之，令人肥健，诸菜之中最有益者。昔诸葛亮所止，令兵士独种此，为其有六利，今三蜀江陵人呼为诸葛菜。

根：主消渴，傅热毒风肿。

子：主明目。

芥

味辛，气温。无毒。

归鼻，主除肾邪气，利九窍，明耳目，安中，久食温中。又云多食动气。

子：治风肿毒及麻痹，醋研傅之。扑损瘀血，腰痛肾冷，

---

① 菁：原作"青"，据中医科学院本及《证类本草》改。

② 长：经常。《广雅·释古》："长，常也。"

和生姜研，微暖，涂贴之。心痛，酒醋服。

白 芥

味辛，气温。无毒。

主冷气。

子：主傅射工及疰气，上气发汗，胸膈痰冷，面黄。丹溪云：痰在皮里膜外，非此不能达。又游肿诸毒，为末，猪胆和如泥，傅之，日三易。

芡 实

味甘，气寒。无毒。忌与鳖同食，以鳖细剉和芡，置湿处，则变为生鳖。

主青盲白翳，明目除邪，利大小便，去寒热，杀蛔虫。久服，益气力，不饥，轻身。

马齿苋

味酸，气寒，性滑。无毒。用叶小者。节叶间有水银，入药去茎节。

主目盲白翳。利大小便，止赤白下。去寒热，杀诸虫，止渴，破癥结、痈疮。服之长年，不白。和梳垢封疔肿。又烧为灰，和多年醋滓，先灸疔肿，以封之，即根出。又傅豌豆疮，良。生捣绞汁服，当利下恶物，去白虫，亦治痄痫。又主三十六种风结疮，以一釜煮，澄清，纳蜡三两，重煎成膏，涂之。又涂白秃湿癣，傅杖疮。又疗多年恶疮。

子：明目，主清①盲白翳，杵为末，每一匙煮葱豉，粥和，

① 清：通"青"。《释名·释方言》："清，青也。去浊远秽，色如青也。"王先谦《释名疏证补》引叶德炯曰："清、青，古通。"《淮南子·坠形》："偏上之气，御乎清天。"

搅食之。

苦苣

味苦，气平。不可同血食，作痔疾。

除面目及舌下黄。折，取茎中白汁，傅疔肿出根。又，滴痛上立溃。碎茎叶，傅蛇咬。根，主赤白痢及骨蒸，并煮服之。

荠

味甘，气温。无毒。

主利肝气，和中。

其实名蒫葶子，主明目，目暴赤痛，去障翳。根汁点目中亦效。根叶①烧灰，治赤白痢。

瓜蒂 使。甜瓜也

味苦，气寒。有毒。七月七日采，阴干，去瓜皮用蒂，约半寸许。

主大水，身面四肢浮肿，下水，杀蛊毒。咳逆上气，风痫喉风，痰涎暴塞，及食诸果，病在胸腹中，皆吐下之。去鼻中息肉，为末，羊脂和少许傅之，日三。疗黄疸及暴急黄，和小豆、丁香为末，吹鼻中，少时黄水出，亦可服方寸匕。胃弱及病后、产后勿轻用。诸亡血、诸虚家不可用。

花：主心痛咳逆。

苦瓠

味苦，气寒。有毒。

主大水，面目四肢浮肿，下水，令人吐。

茄子根及枯茎叶

主冻脚疮，煮汤渍之。

---

① 叶：原作"菜"，据中医科学院本、上中医本及《证类本草》改。

水靳①芹菜也

味甘，气平、寒。无毒。

主女子赤沃，止血。养精，保血脉，益气，令人肥健嗜食。治烦渴。三月、八月龙带精入芹菜中，人遇食之，病蛟龙瘕，发则似癫，面色青，小腹满痛，状如怀妊，服硬糖三二升，日二度，吐出如蜥蜴。

繁蒌即鸡肠草

味酸，气平。无毒。五月五日日中采，干用。

主积年恶疮不愈，有神效。又主破血，宜产妇。口齿方，烧灰或作末，揩齿宣露。治淋，取满两手握，水煮服。

胡荽

味辛，气温。微毒。子入药炒用。

主消谷②，利大小肠，通小腹气，通心窍，久食损人精神，令人多忘，发腋臭、脚气。主小儿秃疮，油煎傅之。亦主蛊、五痔及食肉中毒、下血，煮，冷取汁服。

小儿痘疹不出，欲令速出。用胡荽二三两，切，酒二大盏，煎令沸，沃之，便以物合定，不令泄气，候冷去滓，微微从项以下喷一身令遍，除面不喷。

蓼实使

味辛，气温。无毒。

主明目，温中，耐风寒，下水气，面目浮肿，痈疡瘰疬。归鼻，除肾气。

---

① 靳：原作"靳"，据《证类本草》改。
② 谷：原作"穀"，据文义改。

叶：归舌，除大小肠气，利中，霍乱转筋，多取煮汤及热挦脚。又捣傅小儿头疮。

马蓼：去肠中蛭虫。

水蓼：捣，傅蛇咬。又煮渍脚，挦之，消脚气肿。脚痛成疮，频淋洗之。

葱　实

味辛，气温。无毒。葱忌与蜜同食。

主明目，补中不足。

其茎葱白：入手太阴经、足阳明经，可作汤。主伤寒寒热出汗，中风，面目肿，喉痹不通，安胎。归目，除肝邪气，利五脏，杀百药毒。通大小肠，霍乱转筋及贲豚气、脚气心腹痛及心迷闷。连根用，主伤寒头痛如破。

又，茎叶用盐研，罯蛇虫伤并金疮水入，皲[①]肿痛。治蚯蚓毒。大抵发散为功，多食昏人神。

韭

味辛，微酸，气温，性急。无毒。忌与蜜同食，其子入药炒用。

归心，安五脏，除胃中热。充肝气，利病人，可久食。

韭汁生研，冬月用根，细饮之，下膈间瘀血甚效。又中风失音，心脾痛，上气鸣息，胸膈气结滞及中恶腹胀，俱捣饮之。小儿初生灌之，即吐恶血，令无病。狂犬咬、蛇虺虫毒并恶疮，捣傅之。多食昏人目。

未出粪土为韭黄：滞气，不宜食。

花：食之动风。

① 皲：原作"皸"，据《证类本草》改。

子：主梦泄、精滑、溺白，甚良。

薤

味辛苦，气温，入手阳明经。无毒。取白良，白冷青热，忌与牛肉同食。

主金疮疮败，诸疮中风寒水肿，生捣热涂之。与蜜同捣，涂汤火疮甚效。宜心归骨，菜芝也，轻身不饥，耐老。除寒热，去水气，温中散结，利病人。止久痢冷泻，同黄檗煮食。断赤痢霍乱干呕，煮汁服之。胸膈卒痛，肺气喘急，俱捣生汁，细饮之。

葫 大蒜也

辛，气温，属火。有毒。独子者入药佳，五月五日采。

主散痈肿𧏾疮，除风邪，杀毒气。建①胃，善化肉。破冷气烂痃癖，辟瘟疫气、瘴气、蛊毒、味蛇虫、溪毒。治中暑毒、霍乱转筋、腹痛，烂嚼，温水送之。又，鼻衄不止，烂捣涂脚②心，止即拭去。醋浸之经年者，良。此物气极荤③，煮为羹臛极俊美，熏气亦微。下气，温中消谷。生食久食，伤肝气，损目明；又伤肺伤脾，引痰，宜戒之。

痈疽发背恶疮，肿核初发，取紫皮独头蒜，横切作片子，厚一分，贴肿头中心，炷艾如梧桐子，灸蒜上。勿令大热，若觉痛即擎起蒜，蒜焦更用新者。如已痛者，灸至不痛，不痛者，灸至痛，以多为善，无不效者。疣赘之类，亦依此灸。

---

① 建：通"健"。《老子》："大白若辱，广德若不足，建德若偷，质真若渝。"清代俞樾《诸子评议·老子》："建，当读为'健'。"
② 脚：原作"腹"，据中医科学院本及《证类本草》改。
③ 荤：原作"晕"，据文义改。

小 蒜

味辛，气温。有小毒。

归脾肾，主霍乱腹中不安。消谷理胃，温中除邪痹毒气。华佗用蒜齑吐人恶物，云是此，又云是大蒜。

假苏荆芥也

味辛、苦，气温。取花实成穗者，暴干用。

主寒热鼠瘘，瘰疬生疮。破结聚气，下瘀血。除湿痹，辟邪气。通利血脉，传送五脏，能发汗动渴。除冷风，治头风眩运①。妇人血风等为要药，治产后血晕，捣末，童便调，热服二钱匕，如神。口噤者，挑齿灌之或灌鼻中。产后中风身强直，取末酒和服。又杵末，醋和，封风毒疔肿。

紫 苏

味辛甘，气温。

主下气，除寒中，解肌发表。治心腹胀满，开胃下食。止脚气，通大小肠。煮汁饮之，治蟹毒。

子：尤良。主肺气喘急咳逆。润心肺，消痰气、腰脚中湿风结气。调中下气，止霍乱呕吐反胃。利大小便，破癥结，消五膈。

水苏一名鸡苏

味辛，气微温。无毒。七月采。

主吐血衄血，血崩血痢，产后中风。下气，辟口臭。去毒，

---

① 运：通"晕"。眩晕，昏厥。《灵枢·经脉》："五脏气俱绝，则目系转，转则目运。"《金匮要略方论》："肺中风者，口燥而喘，身运而重。"高学山注："运与晕同。"

辟恶气。久服通神明，轻身耐老。

香 薷

味辛，气微温。无毒。

主霍乱，腹痛，吐下，治霍乱不可缺也。下气，除烦热。调中温胃，治伤暑。利小便，散水肿，治水甚捷，有彻上彻下之功，肺得之则清化行而热自下。又治口气甚捷，盖口臭是脾有郁火，溢入肺中，失其清和甘美之意，而浊气上干故也。

薄荷使

味辛苦，气凉温。无毒。入手太阴经、厥阴经。

主贼风伤寒，发汗通利关节，伤风、头脑风及小儿风涎惊风，壮热。乃①上行之药，能引诸药入荣卫。又主风气壅并。下气，消宿食恶气，心腹胀满，霍乱。骨蒸劳热，用其汁与众药熬为膏。新大病瘥人勿食，令虚汗不止。猫食之即醉。

果部计十九种②

藕实莲子也

味甘，气平寒。无毒。

主补中，养神益气力，除百疾，安心。止渴止痢，治腰痛泄精。久服轻身耐老，不饥延年。多食令人喜。

藕：甘寒。主热毒口渴烦闷，解酒毒。消瘀血，破产后血闷。捣，罯金疮热伤，散血止痛，生肌。蒸煮食，开胃补五脏。

节：捣汁，主吐血衄血不止。

---

① 乃：原作"及"，形近误，据中医科学院本改。
② 计十九种：此4字原无，据原书目录补。

荷鼻：即荷叶蒂。味苦。主安胎，去恶血，留好血。血痢，煮服之。

荷叶及房：皆破血。胎衣不下，酒煮服之。

莲花：忌地黄、蒜。镇心，轻身，益色驻颜。

鸡头实

味甘，气平。无毒。

主湿痹，腰脊膝痛。补中，除暴疾。益精气，强志，令耳目聪明。久服，轻身不饥，耐老神仙。

覆盆子 臣

味甘，气平，微热。无毒。五月采。

主益气轻身，令发不白。又主男子肾虚精竭阴痿。女子食之有子。

山楂子

消食行结气，健胃消食积痰，益小儿。又催疮痛，消滞血。治妇人儿枕痛，浓煎汁，入砂糖服，立效。

橘皮 臣

味辛、苦，气温，味厚，阴也。无毒。陈久者良。

主胸中瘕热逆气，利水谷，除膈间痰热。导滞气，止呕咳、吐逆、霍乱、泄泻。久服，去臭下气，通神。去白，理肺气，降痰；留白，理脾胃，消食。

青橘叶：导胸胁逆气，行肝气。乳肿痛及胁痈药中用之，以行经。

橘核：治腰痛、膀胱气痛、肾冷。炒，去壳，研，酒调服。

青皮：味苦辛，气寒。足厥阴经引经药，入手少阳经。主气滞，消食，破积结膈气。治小腹痛，须用之。泻肝气，治胁痛，须醋炒用。勿多服，损人真气。陈皮治高，青皮治低。

大 枣

味甘，气平温，气厚，阳也。无毒。杀乌头毒，不宜合生葱食。入药用，劈，去核。

主心腹邪气。安中养脾，助十二经。平胃气，通九窍。补少气少津液、身中不足，大惊，四肢重。和百药。久服，轻身长年。中满者勿食，牙齿有病人，忌啖之。

栗

味咸，气寒。无毒。

主益气，厚肠胃，令人耐饥。灰火中煨，令汗出食之，勿多食，滞气隔食。若袋盛，悬，微干，生食，补肾气，治腰脚无力。生嚼，罨，可出箭头、恶刺，并傅瘰疬肿毒、小儿疳疮。患风水气人不宜食，以咸故也。

壳：煮汁饮之，止反胃消渴。

柿

味甘，气寒，属阴。无毒。不可与蟹同食，令腹痛。

主通耳鼻气、肠澼不足。厚肠胃，涩中，建①胃气，消宿血。

梅实 乌梅也

味酸，气平，阳也。无毒。火熏干之，为乌梅；曝干，密器藏之，为白梅。去核用。

主下气，除热烦满。收肺气，安心，肢体痛，偏枯不仁，

---

① 建：中医科学院本作"健"。

死肌。去青黑誌[①]、恶疾。止下痢，涩肠止泄。消酒毒、好唾口干。去痰，治疟瘴、伤寒烦热及霍乱躁[②]渴、虚劳骨蒸。入建茶、干姜为丸，治休息痢大验。烧灰杵末，傅一切恶疮，肉出恶肉立尽。

白梅：研，傅刀箭，止血。刺在肉中，嚼封之，即出。乳痈肿毒，杵烂贴之。亦和药点誌，蚀恶肉。多食损齿伤骨。

叶：煮浓汁服之，止休息痢。

桃核仁使

味苦甘，气平，苦重于甘，阴中阳也。无毒。入手足厥阴经。取仁阴干，汤浸，去皮尖，研如泥用。

主瘀血血闭，血结血燥，癥瘕邪气。杀小虫，通润大便。除卒暴击血，通血水，止痛。苦以破滞血，甘以生新血。

花：味苦。三月三日采，阴干。杀疰恶鬼。令人好颜色。除水肿石淋，利大小便，下三虫。酒渍服之，除百病。

桃枭：味苦，气微温。著树上，自干不落，实中者。正月采之用。主杀百鬼精物、五毒不祥、中恶腹痛。破血，有人吐血，诸药不效，取此烧存性，米汤调服，立愈。

桃蠹：食桃树虫也。杀鬼、邪恶不祥。

叶：味苦辛。主除尸虫，出疮中虫。

桃胶：下石淋，破血，中恶。炼之，主保中，不饥轻身。

桃符：主精魅邪气，煮汁饮之。桃者，五木之精，今人作

---

① 誌：通"痣"。《说文·黑部》："黶，小黑子。"清代段玉裁注："师古《汉书》注曰：'黑子，今中国呼为黶子，吴越谓之誌。'誌，记也。"《史记·高祖本纪》："左股有七十二黑子。"唐代张守节正义："许北人呼为黶子，吴楚谓之誌。"

② 躁：原作"噪"，据《证类本草》改。躁，通"燥"。干燥。

符着门上，厌①邪气，鬼所畏也。

杏核仁

味甘苦，气温。有小毒。入手太阴经。得火良，恶黄芩、黄耆、葛根。解锡毒。汤浸，去皮尖，熬令黄。去两仁者，杀人，可毒狗。

主咳逆上气，雷鸣喉痹。下气定喘，润心肺，散肺经风寒咳嗽，消心下急满痛。散结润燥，产乳金疮，寒心贲豚。烧令烟未尽，研如泥，物裹纳女子阴中，治虫蛆。

丹溪云：性热，因寒者可用。东垣云：杏仁下喘，治气也；桃仁疗狂，治血也。俱治大便燥，但有血气之分。昼则便难行，阳气也，夜则便难行，阴血也。年高人便秘不可泄者，脉浮在气，杏仁陈皮，脉沉在血，桃仁陈皮。陈皮入肺，与大肠为表里，故用为使。

荔枝子核

慢火烧存性，为末，酒调服，治心痛及小肠气。

木瓜实

味酸，气温。无毒。入手足太阴经。凡用勿犯铁。

主脚气水肿，湿痹邪气，霍乱吐下转筋不止。治冷热痢，心腹痛。止渴，降痰唾。此物入肝，故益筋与血，腰肾脚膝无力，不可缺也。

安石榴

味甘酸。无毒。凡使皮根，勿犯铁，浆水浸一宿用。

---

① 厌（yā 鸭）：以咒或符镇住、制服他人或邪恶。后称厌胜。《史记·高祖本纪》："秦始皇帝尝曰'东南有天子气'，于是因东游以厌之。"司马贞索隐引《广雅》："厌，镇也。"

主咽燥渴。多食损人肺。榴者，留也，性滞恋膈成痰。

酸实皮：涩肠，止下痢，止漏精。

东行根：疗蛔虫寸白。

花：百叶者，主心热吐血及衄血。干之作末，吹鼻中立瘥。金疮、刀斧伤破血流，和石灰捣末，傅上。

梨

味甘微酸，气寒。

除客热心烦、肺热咳嗽、消渴。梨者，利也，流利下行之谓也。酒病烦渴人宜之，勿多食，令人寒中。金疮、乳妇尤不可食。

胡　桃

味甘，气温。无毒。

食之令人肥健，润黑发、补下元亦用之。不可多食，动风生痰，助肾火。取肉，烧令黑，未断烟，和松脂研，傅瘰疬疮。又和胡粉①为泥，拔白须、发，以纳孔中，其毛皆黑。

榛　子

味甘，气平。无毒。

主益气力，宽肠胃，令人不饥健行。

枇杷叶使

味苦，气平。无毒。火炙，布拭去毛用。

主卒呕哕不止，不欲食。下气，治肺热久嗽，并渴疾。

---

① 胡粉：《本草纲目·粉锡》："即今化铅所做胡粉也。"又名铅粉、白粉、水粉、官粉。

沙　糖

味甘，气寒。无毒。

主心肺大肠热，和中助脾。小儿多食，损齿发疳䘌，生蛲虫。甘生湿，湿生火也。与鲫鱼同食，成疳虫；葵菜同食，生流澼；与笋同食，笋不消成癥。

谷部 计十九种①

胡　麻

一名巨胜，即胡地黑脂麻。八谷之中，惟此为胜，故名。

味甘，气平。无毒。

主伤中虚羸。补五内，益气力，长肌肉，填髓脑，坚筋骨。久服，轻身不老，明耳目，耐饥渴寒暑。生者磨疮肿，生秃发，疗金疮，止痛。嚼，涂小儿头疮及湿淫恶疮、妇人阴疮。

苗：名青蘘。味甘，气寒，无毒。主五脏邪气，风寒湿痹。益气，补脑髓，坚筋骨。久服，耳目聪明，不饥不老，增寿。杵汁沐头发良。牛伤热，灌之愈。

白油麻

味甘，气寒。无毒。生寒，炒则热。

治虚劳，滑肠胃，行风气，通血脉，润肌肤。又生嚼，傅小儿头上诸疮，良。

其油：性冷，常食所用。滑骨髓，通大小肠，治蛔心痛。傅一切疮疥癣，杀一切虫。取油一合，鸡子两枚，芒硝一两，

---

① 计十九种：此4字原无，据原书目录补。

搅服之，少时即泻，治热毒甚良。又取油煎沸，对和无灰①酒，温服取微汗，治痈疽发背肿毒甚效。又治发瘕②，饮油一升多，吐出。蚰蜒入耳，以油作煎饼，枕卧须臾，自出。陈者煮膏，生肌长肉，止痛消痈肿，补皮裂。有牙齿及脾胃疾人，不可吃。若煎炼食之，与火无异，戒之。

麻蕡

云是花，又云即实，又云花实蕡是三物，未详。

味辛，气平。有毒。畏牡蛎、白薇。恶茯苓。

主五劳七伤，利五脏。下血，寒气，破积，止痹，散脓。多食，令见鬼狂走。久服通神明，轻身。

麻子：使。味甘，气平，无毒。入足太阴经、手阳明经。九月采，入土者损人。用帛包，沸汤中浸，汤冷出之，垂井中一夜，勿著水，次日暴干，新瓦上挼去壳用。主补中益气，中风汗出，皮肤顽痹。逐水利小便，润大肠风热结燥，便难。止消渴，破积血，复血脉。催生，治横逆产及下乳产后余疾。长发，可为沐药。久服，肥健不老。

花：味苦，微热。治恶风，黑色遍身，苦痒。诸风恶血及女人经不通，䗪虫为使。

根汁及煮服之，主瘀血、石淋、产难、带下崩中不止。根及叶捣汁，饮一升，主踠③折骨痛、挝④打瘀血、心腹满。非时，煮干麻汁服，亦同。

---

① 灰：石灰。古代酿酒酒精度数低，易酸败，加石灰可防止酸败。

② 发瘕：头发在胃中积聚而成瘕。

③ 踠（wò卧）：原作"豌"，据文义改。踠，（手足等）猛折而筋骨受伤。也作"蹸（wō窝）"。《正字通·足部》："蹸、踠，音别义同。"

④ 挝（zhuā抓）：击打。

骨髓风毒，疼痛不可运动。取麻仁一大升，慢火炒香熟，杵令极细如粉，分为十贴，取无灰酒一大汤碗，入沙盆中，柳木槌子研麻粉，旋滤取白酒，令粉尽，即去余，后合酒一处，煎取一半，待温，空腹顿服，日一贴，药尽瘥。

生大豆使

味甘。《内经》云咸。气平。恶五参、龙胆。得前胡、乌喙、杏仁、牡蛎良。黑者入药，小者尤佳。

涂痈肿。煮汁饮，杀鬼毒，止痛，乌头毒、诸药毒。逐水胀，除胃中热痹，伤中淋露。下瘀血，散五脏结积、内寒。久服令人身重。炒为屑，主胃中热，去肿除痹，消谷，止腹胀。炒，令黑烟未断，及热投酒中，主风痹瘫缓、口噤、产后诸风、虚热血病。

大豆黄卷以生豆为芽蘖，便暴干

味甘，气平。主湿痹筋挛，膝痛，五脏胃气结积，益气止毒。

豆豉：味苦，气寒，无毒。无盐者佳。主伤寒头痛，寒热瘴气，恶毒，烦燥满闷，虚劳喘吸，心中懊恼。用一升和葱白煮汁服，治伤寒时疾发汗。又两脚疼冷，浸酒服之。暴痢腹痛及血痢，和薤白煮汁服。安胎，取汁服。恶疮，熬末傅之。

赤小豆使

味辛甘酸，气温平，阴中之阳。无毒。

主下水，排痈肿脓血，寒热，热中消渴。止泄，利小便，吐逆，卒澼。水和涂，消散毒气。和鸡子白，调涂热毒。取汁，洗小儿急黄烂疮。和鲤鱼，烂煮食之，治脚气及大腹水肿。久食令人虚。

花：名腐婢。味辛，气平，无毒。十月采，阴干。

主痎疟、寒热邪气、泄痢、阴不起。止消渴、酒病头痛。

白扁豆

味甘，气微温。

主和中下气，治霍乱吐痢不止。杀一切草木及酒毒、河豚毒。

叶：主霍乱，又吐利后转筋，生捣研，以少酢浸汁服之。亦傅蛇虫咬。

花：主女子赤白下，干末，米饮和，服之。

绿　豆

味甘，气寒。无毒。皮寒肉平。用之勿去皮。

主治消渴，丹毒烦热，风疹，药石发动，热气奔豚。生研绞汁服，亦煮食。作枕，明目，治头风。

罂子粟

味甘，气平。无毒。

主反胃，胸中痰滞及丹石发动不下食。和竹沥煮作粥，食之极美。

粟壳：性涩，止泄痢，涩肠。今人虚劳嗽者，多用止嗽。及湿热泄痢者，用止痢。劫病之功虽急，杀人如剑，戒之。

粟　米

味咸，气微寒。无毒。

主养肾气，去胃脾中热，益气。陈者味苦，主胃热消渴，利小便，止痢。

粳　米

味甘苦，气平，微寒。无毒。入手太阴、少阴经。

主益气，止烦渴，止泄。平和五脏，补益胃气，其功莫及。与熟鸡头①相合，作粥食之，益精强志，耳目聪明。

糯稻米

味苦甘，气温。无毒。

主温中，令人多热，大便坚，止霍乱。取二合，水研服之。稻秆：治黄病遍身，煮汁服。

陈廪米

味咸酸，气温。无毒。

主下气，除烦渴，开胃气，止泄。又蒸作饼，和醋封毒肿恶疮，效。

大　麦

味咸甘，气温。无毒。蜜为使。

主消渴，除热，益气调中。

水渍之生芽为蘖，使，凡用，炒，杵去皮。补脾胃，消化宿食，破癥结冷气。止心腹胀满，开胃止霍乱，下气消痰，催生落胎，亦行上焦滞血，治产后秘结，鼓胀不通。胃气虚人宜服，以代戊己②，腐熟水谷。又久食多食，消肾，戒之。

小麦 臣

味甘咸，气微寒。无毒。去皮则热，面热而麸凉。带皮用。

主除热，止燥渴咽干，利小便，养肝气。暴淋，煎汤饮之。浮者，止盗汗，治大人小儿骨蒸肌热，妇人劳热。

---

① 鸡头：芡实。
② 戊己：脾胃。

神　曲

味甘，气温。六月作，陈久者良，入药炒令香。

调中下气，开胃，化水谷，消宿食。主霍乱、心膈气、痰逆。破癥结，去冷气，治赤白痢，下水谷。治小儿腹坚大如盘。落胎，下鬼胎。六畜食米胀欲死者，煮汁灌之。

酒

味苦甘辛，气大热。有毒。糯米面曲造者，入药用。

主杀百邪恶毒气。通血脉，厚肠胃。御风寒雾气，养脾扶肝。行药势，能行诸经不止，与附子同味，辛者能散，为导引，可以通行一身之表，至极高之分。味辛苦者能下，甘者居中而缓，淡者利小便。

社酒：祭社余者。喷屋四壁，去蚊子。纳小儿口中，令速语。

糟：罯扑损瘀血，浸洗冻疮，傅蛇蜂毒。

丹溪云：酒，湿中发热，近于相火，性喜升，大伤肺气，助火生痰，变为诸病，戒之。又云：醇酒宜冷饮，有三益焉。先经肺分，得温中之寒，以养肺；次入胃中，得寒中之温，以养脾；冷酒行迟，传①化以渐，令人不得恣饮，故云三益。愚谓热饮则发散，传化速而可多，冷饮则停凝而不能多，故以不可多饮为益。若好饮之人及被苦劝而过饮，则不宜用冷也。

醋

味酸，气温。无毒。米造者入药，陈者良。

主消痈肿，敛咽疮，散水气，杀邪毒。治产后并伤损、金疮血晕。下气除烦，破癥块坚积，妇人心痛血气。多食，损齿

---

① 传：原作"傅"，据文义改。

伤筋骨。治口疮，以醋渍黄檗皮，含之愈。

酱

味咸酸，气冷利。以豆作，陈久者良。

主除热止烦满。杀百药热疮及火毒，并治蛇虫蜂虿等毒。

饴　糖

味甘，气微温。无毒。入足太阴经。糯与粟米作者佳，余不堪用。

主补虚乏，止渴，消痰润肺，和脾胃。鱼骨鲠①喉中及误吞钱环，服之出。中满不宜用，呕吐家忌之。仲景谓呕家不可用建中汤，以甘故也。丹溪云：大发湿中之热。

石部 计七十七种②

丹砂君

味甘，气微寒。无毒，又云有毒。恶磁石，畏碱水，大块色光明者佳，细研，水飞用。

主身体五脏百病。养精神，安魂魄，益气明目，通血脉。止烦渴，凉心热。杀精魅邪恶鬼。治疮疡疥瘘。久服，通神明，不老。小儿初生，细研，蜜调涂口中，令吮之，良。又痘疮将出，蜜调服之，解痘毒，令出少。

此物镇养心神，但宜生使，炼服则有毒，少有不作疾者。《周礼》以丹砂、石胆、雄黄、矾石、磁石为五毒，古人惟以攻创疡。

---

① 鲠：原作"硬"，据文义改。
② 计七十七种：此 5 字原无，据原书目录补。

玉　屑

味甘，气平。无毒。恶鹿角。

主除胃中热，喘息烦满，止渴。屑如麻豆大，服之。久服，轻身长年。

玉　泉

《衍义》云："泉字，疑是浆字。"

味甘，气平。无毒。畏款冬花。

主五脏百病。柔筋强骨，安魂魄，长肌肉，益气。久服，耐寒暑，不饥渴，不老神仙。人临死服五斤，死三年尸不变。

石钟乳

味甘，气温。无毒。蛇床为之使，恶牡丹、玄石、牡蒙，畏紫石英。明白光润轻松，色如炼硝石者佳。

主咳逆上气，明目益精，安五脏，通百节，利九窍，下乳汁。疗脚弱疼冷，下焦伤竭。久服，延年益寿，令人有子。不炼服之，令人淋。

丹溪云：此慓悍之剂。夫药者，气之偏，可用于暂，而不可久。石药又偏之甚者，自唐时，膏粱之家，惑于方士服食致长生之说，以石药体厚气厚，习以成俗，受此气悍之祸而不知，哀哉！

殷蘖　石钟乳根也

味辛，气温。无毒。恶防己，畏术。

主烂伤瘀血，泄痢寒热，鼠瘘，癥瘕结气。

其根，又名孔公蘖：味辛，气温。木兰为之使，恶细辛，忌羊血。青黄色。主伤食不化，邪结气恶，疮疽瘘痔，男女阴蚀疮。利九窍，下乳汁。

云母君

味甘，气平。无毒。泽泻为之使。畏鮀甲及东流水。恶徐长卿，忌羊血。二月采。凡有五色，惟黑者不任用。

主身皮死肌，中风寒热如在车船上。除邪气，安五脏，益子精，明目。治赤白痢及带下。久服，轻身延年，耐寒暑。傅金疮并一切恶疮，良。风疹遍身，百计不瘥，煅粉，清水调服之。

阳起石臣，云母根也

味咸，气微温。无毒。桑螵蛸为之使。恶泽泻、菌桂、雷丸、蛇蜕、石葵，畏菟丝，忌羊血。形如野狼牙，色白明莹者，佳。水飞，研用。

主崩中漏下，补不足。破子脏中血癥瘕结气，寒热腹痛。无子，阴痿不起，茎头寒，阴下湿痒、臭汗，男子妇人下部虚冷，肾气乏绝，子脏久寒。

石胆君，胆矾也

味酸苦辛，气寒。有毒。水英为之使，畏桂、芫花、辛夷、白薇。出有铜处。

主明目目痛，金疮鼠瘘恶疮，诸痫痓，女子阴蚀痛，石淋寒热，崩中下血，诸邪毒气。炼饵服之，不老增寿，神仙。能化铁为铜。

空青君

味甘酸，气寒。无毒。畏菟丝子。生有①铜处，铜精熏则生空青。其腹中空，破之有浆者，绝佳。

主青盲耳聋，明目疗赤痛，去肤翳，止泪出。利九窍，通

---

① 有：原作"用"，据中医科学院本及《证类本草》改。

血脉，养精神，益肝气。久服，轻身延年不老。能化铜铁铅锡作金。

腹中浆：点眼为最要药。

壳：亦可摩翳。

曾青

味酸，小寒。无毒。畏菟丝子。与空青同山，色亦相类，但其形小，累累连珠相缀，甚难得。

主目痛，止泪。出风痹，利关节，通九窍，破癥坚积聚。养肝胆，疗头风，爽神气，止烦渴，补不足。久服轻身不老。能化金铜。

扁青即石绿

味甘，气平。无毒。

主目痛明目，折跌痈肿，金疮不瘳。破积聚，解毒气及丈夫茎中百病。益精，令人有子。

禹余粮君

味甘，气寒。无毒。牡丹为之使。

主咳逆寒热，烦满，下赤白，血闭癥瘕，大热。炼饵服之，不饥，轻身延年。重可以去怯，余粮之重为镇固之剂也。

白石英君

味甘辛，气微温。无毒。大如指，长二三寸，六面如削，白澈有光。

主消渴，阴痿不足，咳逆，胸膈间久寒。益气，除风湿痹。疗肺痿肺痈吐脓。下气利小便。久服，轻身长年。

紫石英君

味甘辛，气温。无毒。入手少阴经、足厥阴经。长石为之使。

畏扁青、附子，不欲黄连、麦句姜。明彻①如水精，紫石达头如樗蒲②者。

主心腹咳逆邪气，补不足。女子风寒在子宫，十年无子。疗上气寒热，邪气结气。补心气虚，定惊悸，安魂魄，填下焦。久服，温中，轻身延年。又散痈肿，醋淬，生姜米醋煎，傅之。

青石赤石黄石白石黑石脂等

味甘，气平。无毒。畏黄芩、大黄。

主黄疸，泄痢，肠澼脓血，阴蚀下血赤白，吐血衄血，邪气，痈肿疽痔，恶疮，头疡疥瘙。久服，补髓安心涩精，镇五脏，益气，肥健不饥，轻身延年。五石脂，各随五色补五脏。涩可以去脱，石脂为收敛之剂也。

青石脂：味甘酸。主养肝胆气，明目，女子带下百病。

赤石脂：味甘酸辛，气温。恶松脂、大黄，畏芫花。主养心气，明目益精。疗腹痛、泄澼下痢赤白，小便利。女子崩中漏下。

黄石脂：味苦。恶细辛，畏黄连、蜚③蠊。主养脾气，调中。大人小儿泄痢，下脓血。去白虫，除黄疸。

白石脂：味甘酸。恶松脂，畏黄芩。主养肺气，厚肠胃。疗惊悸不足，心下烦，腹痛泄痢，便脓血。

黑石脂：味咸。主养肾气，强阴。治阴蚀疮、口疮。

矾石使

味酸涩，气寒。无毒，一云有小毒。甘草为之使，恶壮蛎，畏麻黄。入药用白色光明者。

主寒热泄痢、白沃、阴蚀恶疮、瘰疬疥癣、目痛。坚骨齿，

---

① 彻：清澈，透明。《晋书·卢循传》："双眸冏彻，瞳子四转。"唐代钱起《片玉篇》："美人之鉴明且彻。"《证类本草》作"澈"。

② 樗蒲：樗蒲子。樗蒲，古代一种博戏。

③ 蜚：原作"飞"，据《证类本草》改。

齿痛。去鼻中息肉。除风消痰止渴。治痰壅及心肺烦热。生含咽津，治急喉痹。炼饵之，轻身不老增年。性却水，故治涎药多用之。

蛇咬①蝎螫；烧刀头令赤，置矾其上，看成汁，热滴咬处，立瘥。甲疽，或因割甲伤肌，或甲长侵肉，遂成疮肿。火枯为末，著疮中，痛急即涂，少酥。

绿 矾

味凉。无毒。

治喉痹，蚛②牙，口疮及恶疮疥癣。酿鲫鱼烧灰，和服，疗肠风泄血。火煅赤，酽醋淬过，复煅，如此三度，研细，枣肉丸如绿豆大，温水下，治小儿疳气不可疗。

硝石君

味苦辛咸，气寒。有毒。朴硝再煎炼，上结芒硝，其在下凝结如石，烧之成焰者是。火为之使，恶苦参、苦菜、曾青。

主五脏积热，胃胀闭。涤去蓄结饮食，推陈致新，除邪气。伤寒腹中大热，烦满消渴。炼之如膏，久服轻身。天地至神之物，能化金石。

芒 硝

水煎朴硝，倾木盆中，结芒有廉棱者，是。

主五脏积聚，久热胃闭。辛能润燥，咸能软坚，破留血，除痰实，利大小便，通月③水，破五淋，推陈致新。

经云：热淫于内，治以咸寒，佐以苦寒。故用大黄芒硝，

---

① 咬：原作"蛟"，据《证类本草》改。
② 蚛（zhòng 众）：被虫子咬坏。
③ 月：原作"目"，据中医科学院本、上中医本及《证类本草》改。

相须为使。

朴硝君

味苦辛咸，气寒。有毒。畏麦句姜。初采扫得，一煎而成者是。

主百病，寒热邪气。逐六腑积聚，结固留癖。破留血，停痰，痞满，大小便不通，推陈致新。治天行热疾，消肿毒，排脓软坚，能化七十二种石。炼饵服之，轻身神仙。

丹溪云：善消化驱逐，以之治病致用，病退则已，炼服补益，岂理也哉。

三硝本一物，朴硝力紧，芒硝次之，硝石更缓。

玄明粉

味辛甘，气寒。以朴硝炼成者。丹溪云：以火煅而成，性温，阴中有阳之药。

治心热烦躁，并五脏宿滞癥结，肠胃宿垢。软积，开痰，明目。退膈上虚热，大除胃热。

食盐臣

味咸，气寒。无毒。漏芦为之使。河东者为胜。

主杀鬼蛊邪疰毒气，下部䘌疮。吐胸中痰癖，止心腹卒痛。坚齿，止齿缝出血。中蚯蚓毒，化汤中洗沃之。又用接药入肾。多食伤肺，喜咳。又令人失色肤黑，走血损筋。病嗽及水者禁之。

戎盐

味咸，气寒。无毒。西羌所出者是。

主明目目痛。益气，坚肌骨。去毒蛊，心腹痛，溺血、吐血、舌齿血出。去烦热痰满。傅疥癣痈肿㿔疬。

卤 碱

味苦咸，气寒。无毒。

主大热消渴狂烦，除邪及下蛊毒。柔肌肤，去湿热，消痰磨积块。洗涤垢腻。勿过服，顿损人。

太阴玄精

味咸，气温。无毒。色青白，龟背者良。

主除风冷邪气湿痹，益精气，妇人痼冷漏下，心腹积聚冷气。

无名异

味甘，气平。无毒。状如黑石炭，嚼之如饧。

主金疮折伤肉损，止痛生肌肉。

滑石 臣

味甘，气寒，性沉重。无毒。入足阳明经。石韦①为之使，畏曾青。白如凝脂、软滑者，佳。用须甘草和之，青黑色者，不可用。

主身热泄澼，女子乳难，癃闭，利小便，通九窍。泄上气，荡胃中积聚寒热。益精气。久服，轻身耐老长年。又燥湿实大腑②，化食毒，行积滞，逐凝血。解燥渴，补脾胃。降妄火之要药。

石膏 臣

味辛甘，气微寒。无毒。入手太阴经、少阳经，足阳明经。鸡子为之使，恶莽草、巴豆，畏铁。细理白泽者，良。

主中风寒热，心下逆气，惊喘，口干舌焦，不能息；腹中

---

① 韦：原作"常"，据中医科学院本及《证类本草》改。
② 大腑：大肠。

坚痛，产乳金疮。治中热、发热、恶热、燥热、日晡潮热、伤寒时气肌肉壮热，头痛如裂，大渴引饮。清金制火，润肺，除三焦大热，泻胃火，治胃热不食，又治胃热能食善消。以辛也，故能解肌出汗，止①行至头。以甘也，故能缓脾益气，止渴生津。胃虚寒人不可服。又揩齿，益齿。

凝水石 即寒水石

味辛、甘，气寒。无毒。畏地榆。入药须烧过。此有二种，有纵理，有横理，色青明者，佳。

主身热时气，腹中积聚邪气，皮中如火烧，烦满，五脏伏热，胃中热，止渴。压丹石毒，解巴豆毒。

理　石

味辛、甘，气寒。无毒。滑石为之使，恶麻黄。如石膏，顺理而细。

主身热去来，大热结热，利胃，解烦止渴。益精明目。破积聚，去三虫。

长　石

味辛苦，气寒。无毒。理如马齿，方而润泽，玉色。状同石膏，但厚大②纵理而长。

主身热，胃火结气，四肢寒厥。止消渴，利小便，通血脉，明目去翳眇③，下三虫，杀蛊毒。

雄黄 君

味苦、甘、辛，气平寒，又云大温。有毒。武都山④所出，赤

---

① 止：疑作"上"。
② 大：原作"火"，据中医科学院本及《证类本草》改。
③ 眇（miǎo 秒）：瞎眼。
④ 武都山：位于陇西。

如鸡冠，明澈而不臭者佳，可入服食药，余但可疗疮。

　　主寒热，鼠瘘恶疮，疽痔死肌，疥虫蟨疮，鼻中息肉，及绝筋破骨，百节中大风，中恶蛊毒，腹痛。杀精物、恶鬼邪气、百虫毒，胜五兵①，杀诸蛇虺毒。炼食之，轻身神仙，佩之鬼神不能近，入山林，虎狼伏，涉川济，毒物不敢伤。妊娠佩之，转女为男。

　　雌　黄

　　味辛、甘，气平寒。有毒。与雄黄同山生，金精熏则生雌黄，色如金，似云母，甲错可折。

　　主恶疮头秃痂疥，杀毒虫、虱、蜂、蛇，身痒，邪气诸毒，下部蟨疮。

　　石硫黄君，一云臣

　　味酸、甘，气温，大热。有毒。

　　主妇人阴蚀，疽痔恶血及下部蟨疮。止血杀疥虫，坚筋骨，除头秃。疗心腹痃癖冷气，咳逆上气，脚冷疼弱。壮阳道，治下元虚冷，元气将绝。久患寒泄，脾胃虚弱，垂命欲尽，服之皆效。中病便已，不可过剂。至阳之精，能化金银铜铁奇物。

　　水银君

　　味辛，气寒，性滑重。有毒。畏磁石，出于丹砂。

　　主疹瘘痂疡、白秃，杀皮肤中虱，堕胎除热。以傅男子阴，阴消无气。杀金银铜锡毒，熔化还复为丹。得铅则凝，得硫黄则结，并枣肉研则散，得紫河车则伏。

　　轻粉：味辛。忌一切血，飞炼水银为之。主瘰疬，杀疮疥癣虫

---

　　①　五兵：五种兵器，亦泛指各种兵器。《汉书·吾丘寿王传》："左者作五兵。"颜师古："五兵，谓矛、戟、弓、剑、戈。"

及鼻上酒齇，风疮燥痒。

灵　砂

味甘，气温。无毒。恶磁石，畏碱水。乃水银、硫黄炼成者。

主五脏百病，养精神，安魂魄。益气明目，通血脉，止烦满。杀精魅恶鬼气。

密陀僧

味咸、辛、甘，气平。有小毒。

主久痢五痔，金疮口疮，面上瘢①皯。面膏药用之。

金屑 金箔②同

味辛，气平。有毒。畏水银，用宜炼熟，生者杀人。

主镇精神，安魂魄，坚骨髓，通利五脏，小儿惊伤风痫，失志。

银屑 银箔同

味辛，气平。有毒。用炼熟者。

主安五脏，定心神，止惊悸，除邪气，小儿癫疾狂走。

珊　瑚

味甘，气平。无毒。似玉红润油色者佳。

主宿血。鼻衄，末吹鼻中。镇心止惊，明目，去目中翳。

硇砂 使

味咸、苦、辛，气温。有毒。畏浆水，忌羊血。形如牙硝光净者

---

① 瘢：皮肤上的斑点。
② 箔：原作"薄"，据上中医本改。

良。用之飞①澄去土石，入瓷器中重汤②煮，不宜生用。

主积聚疝癖，破结血烂胎，止痛下气。疗宿冷，去恶肉，生肌。柔金银，可为焊药。合他药治目中翳。不宜多服，腐坏人肠胃。

蓬砂 一名鹏砂

味苦、辛，气温。无毒。

消痰止嗽，破癥结。喉痹，含化咽津，缓以取效。亦用焊金银。

砒　霜

味苦、酸。有大毒。畏绿豆、冷水、醋。入药醋煮杀毒。用信州官井凿取者佳。色黄赤明澈不杂。

主诸疟风痰在胸膈，可作吐药。又能消肉积，大损人，不可轻服。

磁　石

味辛、咸，气寒。无毒。柴胡为之使。杀铁毒。恶牡丹、莽草、石脂。

主周痹风湿，肢节中痛不可持物，洗洗酸痟③。除大热烦满及耳聋目昏。养肾脏，强骨气，益精。通关节，消痈肿鼠瘘，颈核喉④痛，小儿惊痫。炼水饮之，令人有子。误吞针，取枣核大钻窍，丝穿令吞之，针自出。

柔铁 熟铁也

味辛，气平。有毒。诸铁无正入丸散者，惟煮汁用之。

---

① 飞：原作"形"，据中医科学院本及《证类本草》改。
② 重（chóng 虫）汤：谓隔水煮。
③ 酸痟（xiāo 消）：痠痛。
④ 喉：原作"唯"，据中医科学院本及《证类本草》改。

主坚肌耐痛。

铁 落

味辛、甘，气平。无毒。烧铁赤沸，砧上打落细皮屑。

主风热恶疮，疡疽疮痂，疥气在皮肤中。

铁 精

气平，微温。锻灶中飞出如尘，紫色轻虚者。可磨莹铜器。

主明目。化铜。疗惊悸，定心气。小儿风痫，阴癫脱肛。

铁 浆

取诸铁于器中，以水浸之，经久色青沫出，即堪染皂。

主解诸毒入腹，蛇、犬、虎、狼、恶虫等啮。服之亦镇心，主癫痫发热，急黄狂走，六畜癫狂。

铁华粉

味咸，气平。无毒。取钢锻作叶，平面磨错光净，以盐水洒之，于醋瓮中，阴处埋之一百日，铁上衣生，刮取之，细研如面，和合诸药为丸散。

主安心神，坚骨髓，强志力，除风邪，养血气。延年变白，去百病。随所冷热和合诸药，用枣膏为丸。

生 铁

气微寒。

主疗下部及脱肛，水煮汁洗之。耳聋，烧令赤投酒中饮之。被打瘀血在骨节肋外不去，取一斤，用酒三升，煮取一升服之。

铁锈 生铁上衣也

主恶疮疥癣，和油涂之。蜘蛛虫等咬，和蒜磨傅之。

秤 锤

主贼风，止产后血癥腹痛，俗呼儿枕，及喉痹热塞。并烧令赤，投酒中，热饮之。无锤，用斧或杵。又主妇人难产横逆及胞衣不下。

铠 墨

主蛊毒中恶，血晕吐血，以酒或水细研，温服之。亦涂金疮，生肌止血。在面，慎勿涂之，墨入肉如印①。

赤铜屑

味苦，气平。微毒。

治腋臭，以醋和炒热②如麦饭，袋盛，先刺腋下脉，去血，封之，神效。又熬极热，投酒中服五合，日三，主贼风。又能焊人骨，细末和酒中，温服之。

铜 青

气平。微毒。生熟铜俱有青，铜器上绿色，是铜之精华③也。

治妇人血气心痛，合金疮止血，明目，去肤赤息肉。

自然铜

味辛，气平。无毒。生出铜处，方圆不定，色青黄如铜，煅用。凡使，勿用方金牙，误饵，吐杀④人。

疗折伤，散血止痛，续筋骨，破积聚，以酒磨服。治打扑损，研极细，水飞过，同当归、没药各半钱，酒调顿服，仍磨傅痛处。

① 印：原作"节"，据中医科学院本及《证类本草》改。
② 热：原作"熟"，据《证类本草》改。
③ 华：原作"神"，据中医科学院本及《证类本草》改。
④ 杀：中医科学院本及《证类本草》作"煞"。

古文钱

主治翳障①，明目，疗风赤眼，盐卤浸用。妇人横逆产，心腹痛，月隔②五淋，烧，以醋淬用。眼暴赤痛，取生姜一块，净洗去皮，古青钱刮取姜汁，就钱棱上点，热泪出，愈。

铅丹君，一云臣

味辛，气微寒。即今黄丹，化铅而成。

主吐逆胃反，惊痫癫疾。除热下气，除毒热脐挛，金疮溢血，治疟及久积。煎膏，止痛生肌。炼化还成九光，久服通神明。经云涩可以去脱而固气，铅丹收敛神气以镇惊也。

粉锡使，即光粉也

味辛、甘，气寒。无毒。
主伏尸毒螫③，杀三虫，去鳖癥，疗恶疮，堕胎，止小便利。炒黑，治小儿疳气、久痢。

伏龙肝

味辛，气温。此灶中对釜月下，年深黄土。

主妇人崩中吐血，止咳逆，止血。消痈肿毒气，醋调傅或蒜和作泥。妊娠时疫热病令胎不堕，水和涂脐，干即易，又水调服之。中风不语，心烦恍惚，手足不随，或腹中痛满，取五升捣末，和冷水八升，取汁尽服之。

石 灰

味辛，气温。有毒。用风化者。

---

① 障：原作"瘴"，据《证类本草》改。
② 隔：原作"膈"，据《证类本草》改。
③ 螫（shì是）：蜂、蝎子等用毒刺刺人或动物。

主疽疡疥瘙，热气，恶疮癞疾，死肌堕眉。杀痔虫，去黑子①息肉。五月五日采百草叶，合石灰捣为团，风干，末，以治金疮，生肌止血大效。又腊月黄牛胆溲②和，却纳胆中，当风挂百日，研之更胜。产后脱肛，玉门不闭，取一斗熬令黄，以水三斗，投灰中，澄清暖③洗。

礜石使

味辛、甘，气大热。有毒。棘针④为之使。忌羊血，恶鹜屎⑤、虎掌、细辛，畏水。得火良，火炼服。

主寒热鼠瘘，蚀疮死肌，风痹，腹中坚癖邪气，破积聚痼冷，去鼻中息肉。不炼服则杀人及百兽。

石 蟹

味咸，气寒。无毒。即是生蟹，年月久深，水沫相著，因化成石，故有泥石相著，用须去其泥及石。

主青盲、目淫肤翳及丁翳漆疮，解一切药毒并蛊毒，消痈肿，治天行热疾，并熟⑥水磨服。细研水飞过，入诸药相佐用，点眼良。

石 燕

气凉。无毒。

主淋，以水煮汁饮之。妇人难产，两手各把一枚，立验。

---

① 黑子：黑痣。
② 溲：原作"搜"，据《证类本草》改。
③ 暖：原作"烧"，据中医科学院本及《证类本草》改。
④ 棘针：酸枣树刺。
⑤ 屎：原作"尿"，据中医科学院本及《证类本草》改。
⑥ 熟：原作"热"，据中医科学院本及《证类本草》改。

桃花石

味甘，气温。无毒。色似桃花，光润而体重，舐之不著舌。

主大肠中冷，脓血痢。久服令人肌热①，能食。

代赭 臣，一云使

味苦、甘，气寒。无毒。入手少阴经、足厥阴经。畏天雄、附子。赤红青色如鸡冠，有泽者良。

主鬼疰贼风蛊毒，杀精鬼恶鬼、腹中毒邪气。女子赤沃漏下带下百病，产难坠胎，血痹血瘀，小儿惊痫疳疾。止泄痢、脱精、尿血、遗溺。金疮长肉。

青礞石 细研为粉用

治食积不消，留滞脏腑，宿食癥块久不瘥，及小儿食积羸瘦，妇人积年食癥，攻刺心腹。得硇砂、巴豆、大黄、京三棱等良，可作丸服。

姜 石

味咸，气寒。无毒。生土石间，状②如姜，有五种色，白者良。所在有之，以烂不磕③者好。

主热豌豆疮、疔肿等毒。大凡石类，多主痈疽。

花乳石

色正黄，黄石中有淡白点，以此得花之名，或名花蕊石。大火煅用。

主金疮止血。仓卒中金刃，刮末傅之即合，不作脓。又疗产妇血晕、恶血出。

---

① 热：原作"悦"，据《证类本草》改。
② 状：原作"伏"，据中医科学院本及《证类本草》改。
③ 磕：食物中含有砂，牙磕。

砺石 即磨刀石

无毒。

主破宿血，下石淋，除癥结，伏鬼物恶气。烧赤热投酒中，饮之。

不灰木

性大寒。如烂木，烧之不燃，石类也。

主热痱疮，和枣叶石灰为粉，傅身。

浆　水

味甘、酸，气凉微温。无毒。粟米新熟白花者佳。不可同李实食。

主调中，引气开胃止渴，霍乱泄痢，消宿食。宜作粥，薄暮啜之，解烦去睡。

地　浆

气寒。无毒。掘地作坎，以水沃其中，搅令浊，俄顷取之。

主解中诸毒烦闷，山中毒菌。又枫树上菌，食之，令人笑不止，饮此解之。

半天河

气微寒。无毒。此竹篱头水及空树中者。

主鬼疰狂邪气恶毒，与饮勿令知之。又槐树间者，主诸风及恶疮、风瘙疥痒，亦温取洗疮。

千里水及东流水

气平。无毒。

荡涤邪秽，快顺疾速，通关下鬲①。煎煮汤药，禁咒鬼神。又炼云母用之，为云母所畏。

腊　雪

味甘，气寒。无毒。腊月取之。

解一切毒。治天行时气瘟疫，小儿热痫狂啼，大人丹石发动，酒后暴热黄疸。仍小温服之。

秋露水

味甘，气平。无毒。朝露未晞时拂取之。

在百草头者，愈百疾，止消渴，泽肌肉。柏叶上者，主明目。百花上者，令人好颜色。

---

① 鬲：通"隔"。《说文通训定声·解部》："鬲，假借为隔。"

卷之六

兽部_{计二十八种①}

龙骨君

味甘，气平，微寒，阳也。无毒。得人参、牛黄良。畏干漆、蜀椒、理石。色青白者善，五色具者尤佳，黑色下。

主心腹鬼疰，精物老魅。咳逆，泄痢脓血，尿血，鼻血，吐血。女子漏下，癥瘕坚结。小儿热气惊痫。止梦寐泄精，小便泄精，肠痈内疽阴蚀。止盗汗，缩小便。夜卧自惊，多梦纷纭者，加用之。安心神，定魂魄，去脱固气涩肠。小儿脐疮不瘥，烧灰细研傅之。

齿：得人参、牛黄良。畏石膏。主小儿大人惊痫身热，癫疾狂走，心下结气，不能喘息，诸痓，大人骨间寒热。杀精物蛊毒。

角：主惊痫瘈疭，身热如火，腹中坚及其热泄。

象　牙

气平。无毒。

主诸铁及杂物入肉，刮取屑，细研和水，傅疮上及杂物刺等，立出。喉中刺，水调饮之，旧牙梳屑尤佳。及小便不通，生煎服之。小便多，烧灰饮下。

象胆：随四时在四腿，春前左，夏前右，秋后左，冬后右。主目疾，和乳滴目中。又可和水涂疮肿。

---

① 计二十八种：此5字原无，据原书目录补。

胸前小横骨：作灰，酒服之，令人能浮水。

牛黄君

味苦，气平凉。有小毒，一云无毒。人参为之使。恶龙骨、地黄、龙胆、常山。畏牛膝、干漆。轻松重叠可揭，微香，折摩手甲上，黄透甲者为真。吐出者名生黄，为上，其次有角黄、心黄、肝胆黄。得之，阴干百日，使无令见日月光。

主惊痫寒热，热盛狂痓，除邪逐鬼。疗小儿百病，诸痫热口噤不开，大人狂癫，中风失音。久服安魂定魄，令人不忘。得牡丹、菖蒲，利耳目。

小儿初生二三日，去惊邪，辟恶气。取一大豆许，细研和熟蜜以绵蘸之，令吮之，一日令尽。

牛角䚡

味苦，气温，性涩。无毒。用尖烧为黑灰存性。酒调服。

下闭血瘀血疼痛，女人带下血崩不止。

髓：味甘。补中填骨髓，久服增年。

胆：味苦，气大寒。可丸药。又除心腹热，渴利，口焦燥，益目精。

肉：味甘。主消渴，止呕泄。安中益气，养脾胃，消水肿。

齿：主小儿牛痫。

黄犍①牛、乌牯②牛溺：主水肿腹胀脚满，利小便，取二三升服，渐渐消③。以铜器取新者。

---

① 犍（jiān 坚）：阉割的公牛。
② 牯（gǔ 鼓）：公牛。
③ 消：原脱，据《证类本草》补。

阿 胶

味甘、辛，气平、微温，味薄气厚，阳也。无毒。入手太阴经，足少阴经、厥阴经。畏大黄。薯①蓣为之使。得火良。用东阿井水煮牛皮或驴皮为之。

主心腹内崩，劳极洒洒如疟状。腰腹痛，四肢酸疼，小腹痛。止痢，养肝气。益肺金定喘，肺虚极损，咳唾脓血，非此不补。又治女子下血，安胎，血虚而胎不安者，须此。久服，轻身益气。

鹿茸君

味甘酸，又云苦辛，气温。无毒。不破损及出却血者，佳，力在血中也。形如小紫茄者，上。又云毋用太嫩，唯长四五寸，茸②端如玛瑙红者，最佳。阴干，不可鼻嗅，酥炙用。

主漏下恶血溺血，破留血在腹。散石淋痈肿，骨中热疽痒。治寒热惊痫，虚劳洒洒如疟，羸瘦，四肢酸疼，腰脊痛，脚膝无力，小便利，泄精，女人崩中赤白带下。益气强志，生齿，不老。

角：味咸，气温。杜仲为之使，七月采。主恶疮痈肿。逐邪恶气，留血在阴中，小腹血急痛，腰脊痛，折伤恶血尿血。轻身益气，强筋骨，补绝伤。又妇人梦与鬼交者，取末和清酒服，即出鬼精妖魅猫鬼。病人不肯言鬼，用角屑捣末，水服方寸匕，即言实也。

髓：味甘，气温。主丈夫女子伤中绝脉，筋急痛，咳逆，以酒和服之。地黄汁煎作膏，填骨髓。蜜煮，壮阳令有子。

---

① 薯：原作"署"，据中医科学院本、上中医本改。
② 茸：原作"节"，据中医科学院本、《证类本草》改。

肉：温。补中强五脏，益气力。生者，疗口偏，割薄之，左患右贴，右患左贴，正即除之。

按：《月令》冬至一阳生，麋角解，夏至一阴生，鹿角解。麋茸利补阳，鹿茸利补阴。

白　胶

味甘，气平温。无毒。得火良，畏大黄。煮鹿角作之，一名鹿角胶。

主伤中劳绝，腰痛羸瘦，补中益气，妇人血闭无子，止痛安胎。疗吐血下血，崩中漏下，赤白淋露，折跌伤损。久服，轻身延年。

麋　脂

味辛，气温。无毒。

主痈肿恶疮死肌，寒风湿痹，四肢拘缓不收，风头肿气，通腠理。不可近阴，令痿。

角：味甘。主痹，止血，补虚劳，益气力，填骨髓，暖腰膝，壮阳道。茸尤良。

熊脂君

味甘，气微寒，一云微温。无毒。十一月取。此是背上膏，寒月则有。

主风痹不仁筋急，五脏腹中积聚，寒热羸瘦，头疡白秃，面皯疱①。久服，强志不饥，轻身。又云有痼疾者，不可食，食则终身不能除。

胆：臣。味苦，气寒。恶防己、地黄。主时气盛热，变为黄

---

① 皯疱：脸色枯黑，起像水泡的小疙瘩。

疽，小儿惊痫五痔。杀虫，治恶疮。又久痔不瘥，涂之，取瘥乃止，神效。

麝　香

味辛，气温。无毒。春分取之，生者益良。

主辟恶气，杀鬼精物，温疟蛊毒痫痉。去三虫，疗诸凶邪鬼气，中恶心腹暴痛，胀急痞满，风毒，妇人产难，堕胎。疗蛇毒。

犀角君

味苦酸咸，又云甘辛，气寒。无毒。松脂为之使。恶雷丸。入药用牯者，须用生角，乌色未经汤水浸煮。凡屑了纸裹置怀中，良久取出，捣则易碎，故曰人气粉犀。若磨服，取角尖为佳。凡治一切角，大忌盐。

主百毒蛊疰，邪鬼瘴气。杀钩吻、鸩羽、蛇毒。解山瘴、溪毒。除邪，不迷惑魇寐。疗伤寒温疫、头痛烦闷、大热发狂、中风失音，小儿风热惊痫。又治发背痈疽疮肿，破血化脓。安心神，止烦乱，镇肝明目。久服轻身。

丹溪云属阳性走散。痘疮后用此散余毒，若无余毒而血虚或燥热者，不宜用。又鹿取茸，犀取尖，其精锐之力，尽在是矣。

羚羊角臣

味咸苦，气寒。无毒。属木入厥阴经。角多节，蹙①蹙圆绕，弯中深锐，紧小有挂痕者，是。

主明目，益气起阴，去恶血注下。辟蛊毒恶鬼不祥，安心气，常不魇寐。疗伤寒时气寒热，热在肌肤，温风注毒伏在骨

---

① 蹙：收缩。

间。除邪气惊梦狂越僻谬①，小儿惊痫。治山瘴。散产后血冲心烦闷，烧末酒服之。又烧灰或屑末，治食噎不通。久服，强筋骨，轻身益气，利丈夫。

羖②羊角使

味咸苦，气温微寒。无毒。菟丝子为之使。青羝③为佳，取无等时④，勿使中湿，湿则有毒。

主青盲明目。杀疥虫，止寒泄。止惊悸，及蛊⑤毒吐血，妇人产后余痛，小儿惊痫。烧之，辟恶鬼、虎狼，去蛇。久服，安心益气轻身。

青羊肝胆：主青盲明目。胆点眼中，主赤障白膜，风泪。又解蛊毒。

齿：主小儿羊痫寒热。三月三日取。

肉：味苦甘，气热。主缓中及大风汗出，虚劳寒冷。补中益气，安心。时疾初愈人不可食，食当复发。

胫骨：治牙齿疏豁。

虎骨臣

味辛，气微温。无毒。雄者胜。酒或酥炙用。

主邪恶气，杀鬼疰毒，止惊悸，恶疮鼠瘘，头骨尤良。治筋骨臂胫毒风挛急，屈伸不得，走疰疼痛，酒浸服，脊胫骨妙。风从虎，故宜治风，虎至有力，故可补腰膝。

膏：主狗啮疮、头秃疮。

---

① 僻谬：乖僻荒谬，违背正理。
② 羖（gǔ 古）：黑色公羊。
③ 羝（dī 低）：公羊。
④ 时：原作"等"，据中医科学院本及《证类本草》改。
⑤ 蛊：原作"虫"，据中医科学院本及《证类本草》改。

爪：辟恶鬼。

胆：主小儿疳痢惊痫，研水服之。

豹　肉

味酸，气平。无毒。

主安五脏，补绝伤。轻身益气，久服利人，耐寒暑。

脂：可合生发膏，朝涂暮生。

齿骨：极坚，人得之，诈为佛牙，以为诳俗。

白马茎使

味咸甘，气平。无毒。阴干百日用。

主伤中脉绝，阴不起。强志益气，长肌肉，肥健生子。

眼：主惊痫、腹满、疟疾。杀用之。

悬蹄：主惊邪瘛疭、乳难、衄血内漏崩。辟恶气、鬼毒、蛊疰不祥。

齿：主小儿惊痫，水摩服。

溺：味辛，微寒。主消渴。破癥坚积聚，男子伏梁积疝，妇人瘕疾。铜器盛饮之。又治鳖瘕。又洗头疮、白秃。

牡狗阴茎

味咸，气平。无毒。六月上伏取，阴干百日。

主伤中阴痿不起，令强热大，生子。除女子带下十二疾。

胆：主明目，酒调服之及注目中。又傅痂疡恶疮。

头骨：主金疮止血，烧灰存性傅之。附骨疽及鱼眼疮，烧烟熏之。

白狗血：味咸。主癫疾发作及鬼击之病，取热血一升饮之，又涂身上。

肉：味咸酸，性温。主安五脏，补绝伤，壮阳道，轻身益气。黄色者上，白黑次之。阴虚发热人不宜食，大抵人身之虚多是阴虚，世俗往往用此为补，不知其害。又犬肉不可炙食，致消渴。又不可与蒜同食，顿损人。

乳汁：主青盲①。取白犬生子目未开时汁，注目中，疗十年盲。狗子目开即瘥。

狐阴茎

味甘。有毒。

主女子绝产阴痒，小儿阴㿗卵肿。

雄狐粪：烧之辟恶。在木石上，尖头坚者是。

头：烧以辟邪。

心肝：生服治狐魅，肝烧灰以治风。

狸骨臣

味甘，气温。无毒。

主风疰、尸疰、鬼疰，毒气在皮中，淫跃如针刺者，心腹痛走无常处及鼠瘘恶疮。头骨尤良。炙骨和麝香雄黄为丸，治痔及瘘疮甚效。

肉：疗诸疰。主痔。作羹臛食之。

粪：烧灰，主寒热鬼疟发无期度者，极验。

兔头骨

味甘，气平。无毒。腊月者良。

主头眩痛癫疾。皮毛及头烧灰，酒下，主难产催生，并产后胎衣及余血不下。

脑髓：涂冻疮。

---

① 盲：原作"肓"，据中医科学院本改。

肉：补中益气。妊娠忌食，不可同白鸡肉食。

豚 卵

味甘，气温。无毒。阴干藏之勿令败。

主惊痫癫疾，鬼疰蛊毒。除寒热贲豚，五癃邪气挛缩。

悬蹄：主五痔伏热在肠，肠痈内蚀。

四足：主伤挞诸败疮。下乳汁。

胆：味苦咸。主伤寒热渴。又大便不通，纳入下部即通。小儿头疮，取汁傅之。

肉：味甘咸。多食令人暴肥，引风。

肝：女子阴中苦痒，搔之痛闷，炙热纳阴中，当有虫食肝，出。

野猪黄

味辛甘，气平。无毒。三岁者胆中有黄，和水服之。

主金疮，止血生肌。疗癫痫及鬼疰。

脂：妇人有乳，炼精细，以一匙和酒一盏，日三服。

獭肝 君

味甘咸，气微热。有毒。

主鬼疰尸劳，一门相染者，火炙，末和，方寸匕，日再服。又治蛊毒，却鱼鲠，止久嗽，烧服之。

肉：疗疫气温病。又牛马时行病。又治水气胀满。

胆：主明目，亦入点药中。

屎：主鱼脐疮，研傅之。

鼺　鼠①

气微温。

主堕胎，令易产。临产带之，或烧末临时饮服。

腽肭脐②君

味咸，气大热。无毒。酒浸一日，微火上炙令香，入药用。欲验其真，取置睡犬旁，犬忽惊跳若狂。又腊月冲风处，置盂水浸之，不冻。

主鬼气湿痒，梦与鬼交，鬼魅狐魅，心腹痛中恶邪气，宿血结块，痃癖羸瘦。暖腰膝，助阳气，治脐腹积冷、精衰、脾胃劳极有功。

笔头尖

气微寒。年久使乏者良。

主小便不通，小便数难，阴肿中恶，脱肛淋漓，烧灰，水服之。交婚多，茎痿，取灰酒服之。

败鼓皮

气平。

主蛊毒。烧作屑，水和服之，病患当呼蛊主姓名，令取蛊即瘥。

诸　血

味甘，气寒。

主补人身血不足，并生饮之。又解诸药毒，止渴，除丹毒，去烦热。

---

①　鼺（léi 雷）鼠：鼯鼠。粪便为五灵脂。
②　腽肭（wànà 袜那）脐：海狗的阴茎和睾丸。腽肭，海狗。脐，阴茎和睾丸。

禽部_{计十五种①}

丹雄鸡

味甘，_{难云辛}。气微温。无毒，_{一云有小毒}。

主女子崩中漏下、赤白沃。补虚温中，止血。通神，杀毒，辟不祥。

冠血：主乳难。疗白癜风诸疮。又自缢死心下温者，刺血滴口中，男雌女雄。百虫入耳中，滴之即出。

头：主杀鬼。

肪：主耳聋。

肠：主遗溺、小便数不禁。

肝及左翅毛：起阴。

膍胵②里黄皮：微寒。主泄痢，小便遗溺，除热止烦，并尿血崩中带下。

屎白：微寒。主消渴，伤寒寒热。破石淋，利小便，止遗溺。灭瘢痕，傅风痛。

翮③羽：主下血闭。

黑雌鸡：主风寒湿痹，五缓六急。安胎，补产后虚羸。治痈疽，排脓，补新血。

血：主中恶腹痛及踒折骨痛，乳产。

黄雌鸡：味甘酸。主伤中消渴，小便数不禁，肠澼泄痢。补益五脏，续绝伤，止劳劣，补精助阳。

---

① 计十五种：此4字原无，据原书目录补。

② 膍胵（pí chī 皮吃）：鸟胃。

③ 翮（hé 禾）：鸟的翅膀。

鸡子：主除热火疮痫痉。可作虎魄神物。

卵白：微寒。疗目热赤痛。除心下伏热。止烦满咳逆，小儿下泄，妇人产难、胞衣不下。醯^①渍之一宿，疗黄疸，破大烦热。

诸鸡肉，补虚羸最要，故食治方中多用之。有风人不宜食，又患骨热者不可食。丹溪云：属土而有金与木火，性补，故助湿中之火。又云：属巽，助肝火。

遗尿；䐈胵一具，弃肠，烧末服之，男雌女雄。小儿鹅口不乳；烧䐈胵黄皮，末，乳和服之。小儿卒惊，似有痛处而不知疾状。冠血滴口中少许，瘥。

白鹅膏^②

气微寒。无毒。

主耳卒聋，以灌之。

毛：主射工、水毒。亦可饮其血，及以涂身。又主小儿惊痫极者。又烧灰，主噎。

肉：平。利五脏，主消渴，煮汁饮之。

白鸭屎

杀石药毒，解结缚，散蓄热，主热毒痢，为末，水调服之。热肿毒疮，鸡子白和，傅之。又傅蛐蟮^③咬疮，良。

肉：补虚除热，和脏腑，利水道，主病水浮肿。古方用鸭头丸。又取白鸭或青头鸭一只，治如食法，和米并五味煮令极熟，作粥食之。

---

① 醯（xī 西）：醋。
② 白鹅膏：原书目录作"鹅白膏"。
③ 蛐蟮（qūshàn 驱善）：蚯蚓。

雁肪

味甘，气平。无毒。

主风挛拘急，偏枯，气不通利。久服，益气不饥，轻身耐老。

鹧鸪

味甘，气温。无毒，一云微毒。

主岭南野葛菌毒、生金毒及温瘴久欲死者。合毛熬酒渍之，生捣取汁服，最良。不可与竹笋同食。

雀卵

味酸，气温。无毒。

主下气。男子阴痿不起，强之令热，多精有子。

脑：主耳聋。涂冻疮立瘥。

头血：主雀盲，黄昏间目无所见者是。

肉：大温。壮阳益气，暖腰膝。冬月者良。妊娠忌食之。

雄雀屎：名白丁香。两头尖者是。五月取之良。研如粉，煎甘草汤浸一宿，干，任用。疗目热痛，生弩①肉赤白膜。和男首生乳如薄泥，点之即消，神效。决痈疖，涂之立溃。女子②带下，溺不利，蜜和丸服。除疝瘕、烂疬③癖、诸块伏梁。

伏翼 一名蝙蝠

味咸，气平。无毒。苋实、云实为之使。生太山山谷及古屋壁间。立夏后采，阴干，重一斤、色白如雪、集则倒悬者，佳。

---

① 弩：用同"努"，凸出。
② 子：原作"下"，据中医科学院本及《证类本草》改。
③ 疬：生在腹中的弦索状痞块。

主目瞑①，明目，夜视有精光。久服，令人喜乐媚好，无忧延寿。又治五淋，利水道。取血滴目，令人夜中见物。

粪：名夜明砂。炒服，治瘰疬。烧灰酒服方寸匕，主子死腹中。又小儿无辜②，熬，捣为散，任意拌饭并吃食与吃。

燕 屎

味辛，气平。有毒。胡燕者入药。

主蛊毒鬼疰，逐不祥邪气。破五癃，利小便。

窠：与屎同，多以作汤浴小儿，治惊邪。

鹰眼睛

和乳汁研之，夜三注眼中，三日见碧霄中物。

乌 鸦

气平。无毒。

治瘦咳嗽，骨蒸劳。腊月，瓦缶泥煨，烧为灰。

鸲鹆③肉 腊月者良

主五痔，止血。治老嗽及吃噫，炙食或为散饮服。

目睛：和乳汁研，点目甚明。

雄 鹊

味甘，气寒。无毒。烧作灰，以石投中解散者，雄。凡鸟，雌雄难别，其翼左覆右者雄，右覆左者雌。

---

① 瞑：眼睛昏花。

② 小儿无辜：无辜疳，小儿疳症的一种。《医方便览·诸疳》："无辜疳者，脑后项边有核如弹，按之转软而不痛，其间有虫如米粉，不速破之，则虫随热气流散，淫食脏腑，以致肌体痈疮，便利脓血，壮热羸瘦，头露骨高。"

③ 鸲鹆（qúyù 渠玉）：八哥儿的别名。

主石淋，消结热。烧作灰，淋取汁饮之。

巢：多年者，疗癫狂鬼魅及蛊毒等，烧之，仍呼祟①物名号。亦傅瘘疮，良。

鸱鹕头

气微寒。

主鲠及噎，烧服之。

啄木鸟

气平。无毒。

主痔瘘，烧灰酒服之。牙齿疳𧏾、虫牙，烧末，纳牙齿孔中。《淮南子》曰：啄木愈龋。

鱼狗即翠鸟

味咸。无毒。

主鲠及鱼骨入肉不可出，痛甚者。烧令黑，为末，顿服之。煮汁饮亦佳。

虫鱼部计五十四种②

石蜜君

味甘，气平微温。无毒。生山谷岩崖间，色白如膏者，良。

主心腹邪气，诸惊痫痓。安五脏，诸不足，益气补中。止痛解毒，除众病和百药。养脾胃，止肠澼，除口疮。久服，强志轻身，不饥不老。

---

① 祟：原作"崇"，据中医科学院本及《证类本草》改。
② 计五十四种：此5字原无，据原书目录补。

蜜蜡 ^使

味甘，气微温。无毒。恶芫花。

主下痢脓血。补中，续绝伤金疮。益气，不饥耐老。

露蜂房

味苦咸，气平。有毒。恶干姜、丹参、黄芩、芍药、牡蛎。七月七日采，阴干。有大小二种，俱可用，入药炙。

主惊痫瘈疭，寒热邪气，癫疾，鬼精蛊毒，肠痔，火熬之良。又疗蜂毒肿毒，炙末，猪脂调涂之，亦可煎汤洗。水煮服，下诸恶物。

崩中漏下赤白，使人无子；炙末，三指撮，酒服之效。乳痈汁不出。烧灰研，每服二钱，水一盏，煎六分，温服。

白　蜡

一名虫蜡。属金，冬青树上细虫，食树液而生者。

全禀收敛坚凝之气，外科之要药，生肌止血定痛，接骨续筋补虚。与合欢树皮同入长肌肉药膏用，神效。

桑螵蛸 ^臣

味咸甘，气平。无毒。得龙骨良。畏旋覆花。生桑枝上者良。螳螂子也，二月三月采，蒸之，火炙用，不则令人泄。

主伤中疝瘕阴痿。益精生①子，女子血闭腰痛。通五淋，利小便水道。疗男子虚损肾衰，梦寐失精、遗溺白浊、小便自利，不可缺也。

蚱蝉 ^使

味咸甘，气寒。无毒。生杨柳上，五月采，蒸干之，勿令蠹。

---

① 生：原作"主"，据中医科学院本及《证类本草》改。

主小儿惊痫，夜啼，癫病寒热；妇人乳难，胞衣不出，又堕胎。

蝉蜕：治目昏翳，头风目眩。又风气客皮肤，瘙痒不已。和薄荷为末，酒调一钱，日三服。又水煎汁，治小儿出痘疹不快，良。

蝉花：有一种蝉，其蜕壳头上有一角如花冠状。主小儿天吊、惊痫瘛疭、夜啼心悸。

木　虻

味苦，气平微寒。有毒。五月采，取喋牛马时，腹有血者，良。干之，去翅足，炒用。

主目赤痛、眦伤泪出；瘀血血闭，寒热酸㜷①，无子。

蜚②虻：虻之能飞者，大如蜜蜂。味苦，气微寒，有毒。恶麻黄。主逐瘀血，破下血积坚痞、癥瘕寒热。通利血脉及九窍、喉痹。

斑蝥使

味辛，气寒。有毒。马刀为之使，畏巴豆、丹参、空青。七八月豆盛时，取之阴干，除翼、足，糯米中炒熟，米黄为度③，否则吐泻人。

主寒热鬼疰，蛊毒，鼠瘘疥癣、瘰疬恶疮、疽蚀死肌。破石癃，通水道血积。伤人肌，堕胎。

蜻　蛉④

气微寒。无毒。此有数种，宜用青色大眼者。去翅、足，炒⑤用。

---

① 酸㜷（sī 丝）：酸痛。
② 蜚：原书目录作"飞"。
③ 度：原作"变"，据中医科学院本改。
④ 蜻蛉：蜻蜓。
⑤ 炒：原作"妙"，据中医科学院本及《证类本草》改。

强阴，止精，暖水脏。

蜣螂使

味咸，气寒。有毒。畏羊角、石膏。五月五日取，蒸，藏之，临用火炙，良。去足，勿置水中，令人吐。

主小儿惊痫瘛疭、腹胀寒热、疳虫，大人癫疾狂易。捣为丸，塞下部，引痔虫出尽，瘥。

疔疮；取蜣螂心腹下稍白者，研，贴半日许，再易，血尽根出，愈如神。忌食羊肉。一切恶疮疽鼠瘘；取十数枚①，杵烂傅之，或干者杵末，油调傅。箭镞入骨；微熬，巴豆并研匀，涂伤处，待极痒不可忍，便撼动箭镞，拔出之。尘沙入眼不可出。生取一枚，手持其背，于眼上影之，尘沙自出。

蜘　蛛

气微寒。有毒。勿用五色者。取身小尻大、深灰色、腹内有苍黄脓者，去头足，研如膏，投入药用。

主大人小儿㿉。七月七日取其网，疗喜忘，着衣领中，勿令人知。又蝎螫蛇啮，涂其汁。蜂及蜈蚣毒者，生置痛处，令吸其毒。小儿大腹丁奚②，烧熟，啖之。赘疣，取网缠之自落。发背疮，杵，以醋和，先挑四畔令血出，根露，傅之，干即易。鼠瘘肿核痛已，有疮口出脓水，烧二七枚，傅之。

猬皮臣

味咸甘，气平。无毒，一云有小毒。勿使中湿。

主五痔阴蚀，下血赤白，五色血汁不止，阴肿痛引腰背，

---

① 枚：原作"枝"，据《证类本草》改。

② 丁奚：丁奚疳，小儿疳症的一种。《医方便览·诸疳》："丁奚疳者，手足极细，项小尻高，肉削体瘦，脐突胸陷号哭，或生谷癥，爱吃生米。"

酒煮杀之。又腹痛疝积，烧为灰，酒服之。又治胃逆，开胃气
有功。

牡　鼠

味甘，气微温。无毒。

主疗踒折，续筋骨，捣傅之，三日一易。油煎令消，入蜡，
傅汤火疮。医针人而折针在肉中，及箭镞刀刃在诸隐处不出，
杵鼠肝及脑，涂之。

粪：名两头尖。主小儿痫疾，大腹时行，劳复。

五灵脂 寒号虫粪也

味甘，气温。无毒。先以酒研，飞炼，令去沙石佳。

主疗心腹冷气，小儿五疳。辟疫，治肠风，通利气脉，女
子血闭，产妇血晕。行经血，亦能止血，妇人心痛、血气刺痛，
甚效。

蛴螬 臣

味咸，气微温。有毒。生河内平泽及人家积粪草中，反行者良。

主恶血血瘀痹气，破折血在胁下坚满痛，月闭。目中淫肤
青翳白膜，取汁滴目中。又傅痈疽痔瘘恶疮。又治喉痹，取汁
点喉中，即开。

白僵蚕

味咸辛，气平。无毒，一云有小毒。恶螵蛸、桔梗、茯苓、萆
薢。自僵死、白色而条直者，佳。勿令中湿，湿即有毒，不可用。入药炒。

主小儿惊痫、夜啼。去三虫。灭黑黩诸疮瘢痕，令人面色
好。男子阴疡病，女子崩中赤白，产后余痛。治中风失音，并
一切风疾，去皮肤风动如虫。治喉痹，散痰结。末之，封疔肿，
根当自出。中风急喉痹欲死者，生姜自然汁调，灌之。又傅刀

斧所伤，一切金疮。

原蚕蛾

味咸，气温。有小毒。入药取雄者。原，再也，是第二番蚕，以其敏于生育也。

主益精气，强阴道，交接不倦。亦止泄精尿血。又治金疮、冻疮、汤火疮并灭疮痕。

屎：一名蚕沙。气温。主肠鸣、热中消渴、风痹瘾疹、瘫缓不随。

蚕退：主血风病，益妇人。治吐血鼻洪，肠风下血，带下，赤白痢。傅疔肿疮，入药烧用。牙宣牙痛，揩龈上。口疮，干傅患处。小儿走马疳，入麝香少许，贴患处。医家多用蚕退纸，而东人用蚕欲老眠起所蜕皮，虽二用各殊，然东人所用为正。用当微炒，和诸药，可作丸散。

蝎

味甘辛。有毒。形紧小者良。捕得火逼干死，收用之，去腹中土。有用全者，有用梢者，梢力尤切。

主诸风瘾疹，及中风半身不遂，口眼㖞斜，语涩，手足抽掣。小儿惊风，不可阙。又酒服，治耳聋。

石龙子

味咸，气寒。有小毒。恶硫黄、斑蝥、芜荑。大者长七八寸，金碧色，生川谷。五月取，著石上令干。有四名，在草泽者名蝾螈、蜥蜴，在屋壁者名蝘蜓、守宫。

主五癃邪结气。破石淋，下血，利小便水道。

䗪虫

味咸，气寒。有毒。畏皂荚、菖蒲，十月取，暴干。

主心腹寒热洗洗、血积癥瘕。破坚下血闭，生子。

蜈 蚣

味辛，气温。有毒。赤头足者良。七八月采，端午日者尤佳。入药炙，去头足用。

主鬼疰蛊毒，啖诸蛇虫鱼毒。杀鬼物老精，温疟。去三虫，心腹寒热，积聚。堕胎，去恶血。鸡好食之，故中其毒以乌鸡屎水调，涂咬处。又畏蛞蝓、蜓蚰，触之则死，故取以治其毒。大蒜涂之，亦效。

蛤 蚧

味咸，气平。有小毒。一雌一雄常相随，形如大守宫。凡采之，须存其尾，功力全在尾也。入药，去头足，洗出鳞鬣内不净，以酥炙用，良。

主久肺劳嗽传尸，杀鬼物邪气，疗咳嗽出血。下淋沥，通水道。入药两用，又云男服雌，女服雄。

鼠 妇

味酸，气温。无毒。多在下湿处、瓮器底及土坎中，五月五日取。

主气癃不得小便，妇人月闭血瘕，痫痉寒热。利水道。

衣 鱼

味咸，气温。无毒。多在故书中，即白蠹鱼也。

主妇人疝瘕、小便不通。小儿中风、项强背起，摩之。小儿淋闭，取以摩脐及小腹，溺即通。又傅疮，灭瘢。

虾蟆①臣

味辛甘，气寒。有毒。五月五日取，阴干。东行者良。入药炙或烧灰用。

---

① 虾（há）蟆：蛤蟆。

主邪气，破癥坚血、痈肿、阴疮。服之不患热病。治小儿疳气，杀疳虫，鼠瘘恶疮，虫食下部，猘犬伤疮，狂犬咬发狂欲死。能合玉石，取肪涂玉，刻之如蜡。丹溪云：煮食发湿，不宜食之。

小儿洞泄下痢；烧末，饭调方寸匕。癣疮；烧末，猪脂和傅之。跌折损伤；生捣烂，罨①之。驳取皮贴亦效。温病发斑困者。取一枚，生捣，绞汁服之。

眉间白脂名蟾酥：治痈疽疔肿。蚛牙，齿缝中血出，以纸纤子蘸干末少许，血出处按之，立止。以朱砂麝香为丸，如麻子大，小儿疳瘦者，空心一丸。如脑疳，以乳汁调，滴鼻中。

缘桑螺

似蜗牛，黄小，雨后好缘桑叶。

主患脱肛，烧末和诸膏，傅之立缩。

蛞蝓

味咸，气寒。无毒。形类蜗牛，蛞蝓二角。蜗牛四角，兼背有肉附壳而行。

主贼风㖞僻轶筋，及脱肛、惊痫挛缩。

蜗牛：主治同。生研水服，止消渴。取一两烧灰，猪脂和傅，脱肛立缩。又研，和真蛤粉，傅发背。

蝼蛄

味咸，气寒。无毒，一云有毒。夜出者良。夏至取，暴干，入药炒用。

主产难，出肉中刺，溃痈肿，下哽噎，解毒，除恶疮。十

---

① 罨：原作"署"，据中医科学院本改。

种水病，肿满喘促，小便不利，研末，温酒或汤调一钱匕。又云：自腰以前甚涩，主止大小便，从腰以后甚利，主下大小便。若出拔刺，多用其脑傅之。

白颈蚯蚓

味咸，气寒。有小毒。三月取，阴干入药，当去土了，盐水洗，微炙。

主蛇瘕，去三虫、伏尸、鬼疰、蛊毒，杀长虫。仍自化作水，入葱叶管中即化。疗伤寒伏热、狂谬、大腹黄疸。又治肾脏风下疰，脚气病须用之，仍须盐汤送。人被其毒，以盐水浸咬处，又以盐汤饮。

其屎：封狂犬伤毒，出犬毛，神效。

温病大热狂言：研汁饮之。小便不通：研汁和冷水，服半碗，立通。中蛊毒。取十四枚，以苦酒三升渍之，蚓死，但服其汁。

田中螺

气大寒。生水田，大如桃李者。

主目热赤痛，取黄连末纳其中，良久汁出，取以注目中。生浸取汁，饮之，止消渴。碎其肉，傅热疮烂壳。烧末服，主反胃。煮汁饮，疗热醒酒。

牡蛎君

味咸，气平微寒。无毒。入足少阴经。贝母为之使。得甘草、牛膝、远志、蛇床良。恶麻黄、吴茱萸、辛夷。

主伤寒寒热，温疟洒洒，惊恚怒气。除拘缓，瘰疬痈肿，喉痹鼠瘘，女子带下赤白，心胁气结痛。除老血，软积痞，咸能软坚也。涩大小肠，止大小便，疗鬼交泄精。久服强骨节，杀邪鬼，延年。

和杜仲服，止盗汗。和麻黄根、蛇床子、干姜为粉，去阴汗。引以柴胡，能去胁下之硬。引以茶清，能消结核。引以大黄，能除股间肿。地黄为之使，能益精，收涩止小便，本肾经药也。

石决明

味咸，气平寒。无毒。七孔九孔者良，以上者不佳。凡用，先磨去上粗皮，用盐并东流水，瓷器中煮一伏时①，捣末。

主目障翳痛，青盲。久服，益精轻身。

海蛤 臣

味苦咸，气平寒。无毒。蜀漆为之使。畏狗胆、甘遂、芫花。此是海中烂壳，久在泥沙，风波淘洒，自然圆净，以小而久远者佳。

主咳逆上气，喘息烦满，胸痛寒热。疗阴痿。

文 蛤

味咸，气平。无毒。生东海，表有文。此是未烂时壳，犹有文者。二蛤同类，惟分新旧耳。

主恶疮，蚀五痔。咳逆，胸痹，腰痛胁急，鼠瘘，大孔②出血，崩中漏下。坠痰软坚，止渴燥湿，收涩固济③。治急疳蚀口鼻，数日尽欲死，烧灰，腊猪脂和，涂之。又治疝痛。能降能消，能软能燥，同香附末、姜汁调服。

真珠④ 君

气寒。无毒。用新完⑤未经钻缀者，佳，研极细。

---

① 一伏时：一昼夜。
② 大孔：肛门。
③ 固济：粘接。此处指收敛。
④ 真珠：又名珍珠、蚌珠。
⑤ 完：完整。

主镇心。绵裹塞耳，主聋。傅面，令人润泽好颜色。粉，点目中，主肤翳障膜。小儿惊热药中，亦用之。

贝 子

味咸，气平。有毒。烧用之良。

主目翳，鬼疰蛊毒，腹痛下血，五癃。利水道，解肌，散结热。

龟 甲

味咸、甘，气平。无毒。恶沙参。畏狗胆。卜师钻过者，名败龟版。大者良。入药用生脱者，勿令中湿，中湿即有毒。凡用，酥炙。猪脂、酒皆可炙。

主漏下赤白。破癥瘕痎疟，五痔阴蚀，湿痒，瘫缓四肢重弱。小儿囟不合，头疮难燥。女子阴疮，心腹痛，腰背酸疼，骨中寒热，伤寒劳复，或肌体寒热欲死。大有补阴之功，力猛，兼去瘀血，续筋骨，治劳倦。久服，轻身不饥，益气资智，亦使人能食。龟乃阴中至阴之物，禀北方之气而生，故能补阴血不足。又方家以其灵于物，故用以补心，甚验。

鳖甲_使

味咸，气平。无毒。恶矾石。生取甲，良。九肋①者，佳。酽醋浸，炙黄色用。

主心腹癥瘕坚积寒热。去痞、息肉、阴蚀、痔、恶肉，消疮肿。疗温疟，劳瘦，骨蒸热，小儿胁下坚，妇人漏下五色，羸瘦，堕胎。

头：烧灰，主小儿诸疾。又治脱肛，血，亦可涂之。

---

① 肋：原作"胁"，据《证类本草》改。

肉：甘温。主伤中，益气补不足。忌与苋菜同食。又三足者为能①，不可食。

丈夫阴头痈；取甲一枚，烧末，以鸡子白和，傅之良。产难。取甲烧灰，服方寸匕，立出。

蟹 即螃蟹

味咸，气寒。有毒。八月后食之良，霜后更美。

主胸中邪气热结痛，喎僻面肿。败漆，烧之致②鼠。解结散血，愈漆疮。

其黄：能化漆为水。脚中髓并壳中黄，熬为末，纳金疮中，能续断筋。

爪：主堕胎，破宿血，产后血闭，酒煮及煎汤服，良。

水蛭 使

味咸、苦，气平微寒。有毒。畏盐及石灰。用水中小者。五月六月采，暴干，腹中有子者，去之。细剉后，微火炒令色黄，乃熟，不尔，入腹生子为害。

主逐恶血瘀血月闭，破血瘕积聚，无子。利水道，又堕胎。治折伤有功，热酒调下末一钱，食顷痛，可更一服，或和麝香研为末，酒调一钱，当下蓄血。盖苦走血，咸胜血也。

痈肿肿毒。取十余枚，次第令啖肿处，血满自脱，更用饥者，取皮皱肉白，瘥。

马 刀

味辛，气微寒。有毒。丹溪云湿中有火。

---

① 能（nái）：三足鳖。《尔雅·释鱼》："鳖三足，能。"郭璞注引《山海经》："从山多三足鳖。"

② 致：招致。

主漏下赤白，寒热。破石淋。杀禽兽、贼鼠。

蛤 蜊

性冷，无毒。丹溪云湿中有火。

止消渴，开胃，解酒毒。主老癖能为寒热者，及妇人血块，煮食之。此物虽冷，然与丹石相反，服丹石人不宜食。疗汤火伤，取壳，灰火①烧，研为末，油调涂之，神妙。

蚌

性冷。无毒。丹溪云湿中有火。

主妇人虚劳下血，并痔瘘、血崩、带下。又止消渴，除烦热，压丹石毒。以黄连末纳之，取汁，点赤眼并暗，良。

烂壳粉：饮下，治反胃痰饮。又蚌粉，治疳、止痢。醋调，傅痈肿。

淡 菜

味甘，气温。无毒。又名东海夫人。

主补五脏虚损。理腰脚气。益阳事。治产后血结，腹内冷痛。消疟癖癥瘕。妇人带下、漏下，丈夫久痢，并煮食之。虽形状不典，而甚益人。

蚺②蛇胆

味甘苦，气寒。有小毒。割胆看，内细如粟米，著水中浮走者，是真。沉而散者，非也。

主心腹蛊痛，下部蛊疮，目肿痛，小儿五疳。

---

① 灰火：火灰。物体燃烧后的余烬。
② 蚺（rán 然）：蟒，无毒大蛇。

蛇蜕 臣

味咸甘，气平。无毒，又云有毒。畏磁石及酒。五月五日、十五日取之，白如银色完全，石上者佳。

主小儿百二十种惊痫瘛疭，癫疾寒热，肠痔蛊毒，蛇痫。辟恶，止呕逆。明目去瞖膜。火熬之良。甚疗诸恶疮。

白花蛇 君

味甘咸，气温。有毒。九月、十月采捕之，火干，用，去头尾，酒浸三日，弃酒，火炙，去皮骨。

主中风湿痹不仁，筋脉拘急，口面㖞斜，半身不遂，骨节疼痛，大风疥癞，暴风瘙痒。此蛇治风速于诸蛇，然大毒，头尾各一尺尤甚，去之，只取中段用。

乌蛇 君

味甘，气平。无毒。背有三棱，色黑如漆，尾细尖长者佳。眼不陷为真。酒浸，去头尾，炙热，去皮骨，入丸散用，亦浸酒合膏。

主诸风瘙瘾疹疥癣，皮肤不仁，顽痹诸风。性至善，不噬物。

鲮鲤甲 使

气微寒。有毒。

主五邪鬼魅，惊啼悲伤，及痔瘘恶疮，疥癣蚁瘘，烧作灰傅之，以酒或水和服方寸匕。山瘴疟，煎汤服之，或末酒调服。

吹乳疼痛；取甲炙黄，木通各一两，自然铜半两，捣，罗为末，每服二钱，温酒调。气痔下脓血。烧一两，存性，豆蔻仁三个，同为末，米饮调二钱，甚者加猬皮一两，烧入。

鳢鱼 即鳢

味甘，气寒。无毒。诸鱼胆皆苦，惟此胆可食。

主湿痹，面目浮肿，下大水。疗五痔，取鱼肠以五味炙令香，以绵裹纳谷道中，一食顷，虫当出。

鲫　鱼

味甘。气温。春不食其头，又不可合猪肝、雉肉食。

主诸恶疮，烧，以酱汁和涂之，或取猪脂煎用。又主肠痈。合蓴①作羹，主胃弱不下食，调中下气补虚。作鲙②，主肠澼③水谷不调，及赤白久痢。又酿白矾，烧灰，治肠风血痢。又开其腹，纳少盐烧之，治齿痛。丹溪云：诸鱼皆属火，惟鲫鱼属土，故属阳明，而有调胃实肠之功。多食能动火，诸鱼皆然。

灰：主咳嗽，小儿头疮，口疮，重舌目翳。

鲤鱼胆

味苦，气寒。无毒。不计大小并三十六鳞，头有毒。

主目热赤痛，青盲，明目。久服强悍，益志气。耳聋滴之，小儿热肿涂之。

肉：烧灰，治咳逆气喘。煮食之，疗水肿脚满，下气，又安胎，治怀妊身肿。又天行病后，不可食。

乌贼鱼骨使

味咸，气微温。无毒，又云有小毒。恶白敛、白及、附子。

主女子漏下赤白，经汁血闭，阴蚀肿痛，寒热癥瘕，无子；惊气入腹，腹痛环脐，阴中寒肿。令人有子。又止疮多脓汁不燥。杀虫，治心痛。消目中浮翳，细研和蜜点之。又疗牛马目中障翳。小儿痢下，细研，米饮下之。丈夫阴头痈，末，粉

---

① 蓴（chún 纯）：莼菜。

② 鲙（kuài 快）：鱼鲙。鱼细切作的肴馔。

③ 澼：原作"癖"，据《证类本草》改。

傅之。

腹中有墨：主血刺心痛，醋磨服。

鳗鲡鱼

味甘。有毒。有五色文者，其功胜。

主五痔疮瘘，杀诸虫，压诸草石药毒。熏下部虫，疗妇人产户疮虫痒，腰背间湿风痹常如水洗，及湿脚气人服之良。患诸疮瘘及病肠风，妇人带下百病，一切风瘙如虫行者，长食之。烧之熏毡中，断蛀虫。置其骨箱中，断白鱼诸虫咬衣服。又熏诸木竹，辟蛀虫。又治蚊虫，取干者，于室烧之，蚊化为水。

青鱼胆

主目暗，滴汁目中，并涂恶疮。

石首鱼

味甘。无毒。

和莼菜作羹，开胃益气。干之，名为鲞①。炙食之，消瓜成水。亦主卒腹胀，食不消。头中有石如棋子：主下石淋，磨石服之，亦烧为灰，末服。

人部 计九种②

发髲③

味苦，气温，又云有小寒。无毒。

主五癃，关格不通，利小便水道。疗小儿痫、大人痓，仍

---

① 鲞（xiǎng 响）：剖开晾干的鱼。
② 计九种：此3字原无，据原书目录补。
③ 发髲（bì 毕）：《本草纲目·发髲》："发髲，乃剪髢下发也；乱发，乃梳栉下发也。"

自还神化。合鸡子黄煎之，化为水，疗小儿惊热及热疮。

乱发：微温，补阴功甚捷。主咳嗽，五淋，大小便不通，小儿惊痫，燕口疮，豌豆疮。鼻衄欲死，烧之研末，调方寸匕，又吹内立已。止血闷血晕，金疮伤风，血痢。烧灰勿令绝过。煎膏，长肉消瘀血。

破伤风及沐发中风；取如鸡子大，无油器中熬焦黑，研为末，以好酒一盏沃之，入何首乌末二钱，和匀，候温灌之，过一二刻又灌，极效。食中误吞发绕喉。取己头发烧作灰，水调服一钱。

人乳汁

味甘，气寒。无毒。

主补五脏，令人肥白悦泽。点眼止泪明目，疗赤痛。

头垢

气温。

主淋闭不通，伤寒劳复，丸服之，或浸取汁服。治噎，酸浆水煎膏服。又治中蛊毒及蕈毒，米饮或酒化下。竹木刺在肉中，涂之即出。百邪鬼魅，水服一小豆大。

人屎

气寒。

主疗时行大热，狂走，解诸毒，宜用绝干者捣末，沸汤沃服之。善破疗肿开，以新者封之，一日根烂，或烧灰醋和如泥，傅，干即易。

粪清：腊月截淡竹去皮，浸渗取汁。治天行热狂，热痰疾，中毒并恶疮，取汁服。

人溺

气寒。童男者尤佳。

疗寒热头痛，温气热劳，咳嗽肺痿，降火最速。主卒血攻心，扑损瘀血，吐血鼻洪，和少生姜汁，煎二三沸，乘热服。难产及胞衣不下，姜葱煎，乘热①饮即下。产后温饮一杯，压下败血恶物，免血晕之疾。气血虚无热者，不可用。打扑杖疮及蛇犬等咬，热淋患处。

浣裈汁、月经衣、妇人裈裆

解毒箭并女劳复、伤寒阴阳易，烧经衣，热水服方寸匕。交州②夷人以焦铜为镞，毒药镞锋上，中之即死，月水汁解之。又裈裆主阴阳易，当阴上割取，烧末，服方寸匕，童女裈益佳。若女患阴易，即须男子裈也。阴易病者，人患时行病，起后合阴阳，便即相著，甚于本病，其候小便赤涩，寒热甚者是，服此便通利。

死人枕 冢中取，用煮服之

主尸疰病，腹中石蛔，邪气入肝，眼痛，多见鬼物。

或问三病不同，皆用死人枕而瘥，何也？徐嗣伯曰：尸疰者，鬼气也，伏而未起，故令人沉滞，得死人枕治之，魂气飞越，不复附体，故尸疰自瘥。石蛔者，医疗既癖，蛔虫转坚，世间药不能遣，所以须鬼物驰之，然后乃散，故令煮死人枕服。夫邪气入肝，故使眼痛而见魍魉，须邪物以钩之，故用死人枕之气，因而去之，故令埋于冢间也。

---

① 热：原作"熟"，据《证类本草》改。
② 交州：交趾。泛指五岭以南。汉武帝时为所置十三制使部之一。辖境相当于今广东、广西大部和越南北部、中部。东汉末改为交州。

下部 药性分类

卷之七

治气门

气属阳，治气门多阳药。

补气清气温凉药

人参调中益气，治劳倦虚损，肺脾阳气不足，短气少气。升麻引，用补上焦；茯苓为使，补下焦。

沙参补中益肺气，除寒热，止惊烦，养肝气，治常欲眠，又治卒得疝气下坠。

天门冬保定肺气，去寒热，治肺气咳逆、喘息促急，通肾气。

麦门冬补心肺中元气不足，短气。

甘草补三焦元气，健胃和中。

白术在气主气，和中，补脾胃，进饮食，敛虚汗。

黄耆补肺气，实皮毛，敛虚劳自汗，退虚热，补脾胃虚弱，五劳诸虚不足。又补肾、三焦、命门元气。

菖蒲开心孔，补五脏，通五窍，明耳目，下气除烦，止心腹痛。

远志主伤中，补不足，利丈夫。定心气，止惊悸，去梦邪、心下膈气。

山药补中，益气力，肺心不足，除热，强阴，开心孔。凉而补。

五味子益气，补不足，咳逆上气，收耗散之气。

肉苁蓉补命门相火不足。

巴戟天补中，增智，益气。

玄参管领诸气，上下肃清而不浊。治空中氤氲之气、无根之火。

葛根升提胃气。

升麻元气不足者用此，于阴中升提阳气上行。

贝母治咳嗽上气，散心胸郁结之气。

马兜铃主肺热咳嗽，气上①逆连连不可。

紫菀主咳逆上气，胸中寒热结气。益肺气，补不足。

款冬花温肺止嗽。主咳逆上气、喘息、呼吸、寒热邪气，治嗽之最。

白前保定肺气。主胸胁逆气，咳嗽，上气冲喉中，呼吸不得眠，常作水鸡声。

桔梗能开提气血，利嗌咽，胸膈之气。主胸胁如刀刺及惊恐悸气，肺热气奔促嗽逆。

兰草益气通神，消诸痹。散久积陈郁之气，生津止渴。

茯苓主胸胁逆气，忧恚惊悸，心下结痛，咳逆。调胃气，保神守中。

酸枣仁主心腹寒热邪结气聚，四肢酸疼，湿痹，脐上下痛。补中益肝肺。

竹叶主咳逆上气、呕吐。

桑白皮补虚益气，泻肺气有余，去肺中水气。

杜仲补中益精气，坚筋骨。主腰脊痛，阴下湿痒，脚中酸疼。

五加皮主心腹疝气痛，益气疗躄。

石南主养肾气，内伤阴衰。利筋骨皮毛，疗脚弱。

益智子益气安神，补不足。调诸气，止呕哕，止小便利。当于补中药内用之。

茶叶下气释滞，消壅，清头目，令人少睡。

大枣安中养脾，平胃气，补少气少津液不足。

乌梅下气，除烦满。收肺气，止渴，止泄痢。

---

① 气上：原作"上气"，据本书卷二马兜铃条乙正。

枇杷叶治卒呕哕不止，不欲食，下气。

胡麻主伤中虚羸。补五内，益气力。

豆豉主伤寒头痛，寒热瘴气，烦燥满闷。

白扁豆和中下气，治霍乱。

粳米补益胃气，平和五脏，止渴止泄。

陈廪米下气，除烦渴，开胃止泄。

龙骨去脱固气，涩肠。治多梦，安心神。缩小便。

犀角安心神，止烦乱。镇肝明目。

羚羊角安心气，平魇寐。益气，利丈夫。

鹿茸治寒热惊痫，虚劳洒洒如疟，四肢酸疼，腰脊痛。

原蚕蛾主益精气，强阴道，止泄精。

鲫鱼主胃弱不下食，调胃实肠，下气。作鲙，主肠澼、赤白痢。

温气快气辛热药

干姜主肺寒咳逆上气。利肺气，温脾理中，发表。

生姜入肺，治咳逆上气。开胃口，止呕吐，去臭气。下一切结气，心胸拥①隔冷热气。无病人夜不宜食，动气。

黑附子通行诸经引用，浮中沉，无所不至。

侧子治脚气，行四肢。

肉豆蔻温中开胃，下气消食，治积冷心腹胀痛。

白豆蔻主积冷气。止吐逆，消谷下气。散肺中滞气，入肺经，别有清高之气，补上焦元气不足。

缩砂蜜下气消食，治脾胃气结滞不散，心腹痛。

桂温中，利肝肺气，出汗。

牡桂主上气咳逆结气，利关节。

---

① 拥：阻塞。《管子·明法》："出而道留谓之拥。"

丁香治口气齿疳，肾气贲豚。

安息香主心腹恶气。

沉香补右尺命门，壮元阳，暖腰脊。去恶气，散滞气，升降真气，治心腹痛气痢。

紫真檀主心腹霍乱中恶。能调气，引芳香之气上行，为理气之剂。

吴茱萸泻肝气，治疝气痛，下气最速。余见寒门。

蜀椒主邪气咳逆，壮阳，治阴汗，缩小便，开腠理，通血脉。

诃梨勒主冷气心痛胀满，胸膈逆气。下食涩肠，止久痢赤白及气痢霍乱吐泻。

蒜温中下气，健胃化肉消谷。烂痃癖，辟瘟疫气瘴气。久服伤肝气损目，伤肺引痰。

石硫黄治心腹痃癖，冷气咳逆上气，脾胃虚弱，垂命欲尽。

行气散气降气药

苍术健脾胃，宽中进食，发汗。除恶气，辟山岚瘴气。消痃癖气块、心腹胀痛。

芎䓖血中气药，治一切气，心腹痛，胁痛，疝痛。温中散寒，开郁行气。

莎草根益气，大能下气开郁，快滞气，凡血气药必用之。

柴胡在经主气，治胸胁痛，去肠胃中结气，寒热邪气。又引清气行阳道，升提胃气，主行。

前胡下气最要，治寒热邪气，心腹结气。

茵陈行滞气，化痰利膈。

防风泻肺实，散头目中滞气，泻上焦元气。

白芷与辛夷、细辛用，治鼻气塞。

麻黄主中风伤寒头痛，发汗。去邪气，泄卫实，止咳逆上气。

藁本清明前立秋后，凡中雾露之气皆清，邪中上焦也，与木香同用治之。

木香和胃气，调诸气，散肺中滞气，行肝气。治腹中气不转运，中下焦气结滞，心腹积年冷气，痃癖胀痛，九种心痛。又火煨实大肠。

薏苡仁主风湿痹，下气，除筋骨邪气不仁。

杜若主胸胁，下逆气，温中，除口臭气。

射干主咳逆上气，咳唾，言语气臭，喉痹咽肿，不得消息。散结气，消结核。

牡荆实除骨间寒热，通利胃气，止咳逆，下气。

蕤核主心腹邪结气。

仙人杖主哕气呕逆。

杉木洗脚气肿满，治心腹胀痛，去恶气。

藿香芳香之气上行，助脾开胃，温中快气。治吐逆霍乱心痛，去恶气，治口臭气。

龙脑香主心腹邪气，风湿积聚。通利关膈气塞，风涎闭壅，大能散气。

酒杀百邪恶毒气。挟肝气，行药势，助火生痰，大伤肺气。

乌药治一切气，中恶心腹痛，大行疫瘴。

大腹下气健脾开胃。主冷热气攻心腹，痰膈醋心。

楝实入心，主上下部腹痛，心暴痛。

橘核治腰痛、膀胱气痛、肾冷。

橘皮导胸中滞气，泄逆气，止呕吐，去臭气。去白，理肺气、降痰；留白，理脾胃、消食。

杏仁主咳逆下气，定喘止嗽，散结润燥。

荔枝核治心气痛及小肠气。

山楂子消食健胃，行结气。

木瓜实主脚气湿痹心腹痛，腰肾脚膝无力。

莱菔根_{大下气消谷}，止咳嗽。　　子治喘嗽，下气消食。

胡荽_{主消谷肉}，通小肠气，通心窍。久服发腋臭①、脚气。

葱白_{主伤寒寒热出汗}。除肝邪气及贲豚气、脚气、心腹痛及心迷闷。

韭_{除胃中热}，充肝气。治心脾痛，上气鸣息，胸膈气结滞及中恶腹胀。

荆芥_{宣通五脏}，破结聚气，辟邪气。发汗，除湿痹。

紫苏_{解肌发汗}，下气。治心腹胀，止脚气。　　子主肺气喘急咳逆。润心肺，消痰气。调中下气，止霍乱呕吐反胃，消五膈。

香薷_{治霍乱不可缺}。下气，除烦热，清暑，利小便。又治口气臭。

薄荷_{发汗}，通利关节。上行，引诸药入荣卫。又主风气壅并。

赤小豆花_{主痎疟}、寒热邪气、泄痢、温病头痛。

猬皮_{治腹痛疝积}。又治胃逆，开胃气。

破气消积气药

姜黄_{主心腹结积}，痓忤，下气胀，治气为最。

阿魏_{去臭气}，破癥积，下恶气，治心腹痛，辟瘟治疟。

京三棱_{治老癖癥瘕}，心腹痛。破血中之气，损真气。

蓬莪茂_{治心膈痛}，破痃癖气、积聚，诸气最要，破气中之血。

海藻_{破散结气}，癥瘕气疾急满，疝气下坠，疼痛核肿。

槟榔_{破滞气}，泄至高之气，治后重如神，坠诸药于至下，去瘴气，又心痛脚气冲心。

枳壳_{主胸膈痞塞}，散结气，破瘤结痃癖，通利关节。走大肠，泄肺气，损胸中至高之气。

枳实_{散结气}，消宿食。治逆气，心下急痞。

厚朴_{温中益气}，散结气，消宿食，治腹胀满。

青皮_{破积结膈气}，泻肝气，治胁痛。损真气。

---

① 臭：原作"息"，据本书卷五胡荽条改。

麦蘖补脾胃，下气消食，破癥结冷气、心腹胀痛。

神曲调中下气，开胃消食。主霍乱、心膈气，去冷气。

牡蛎主寒热温疟洒洒，惊恚怒气，心胁结痛。

海蛤主咳逆上气，喘息烦满，胸痛寒热。

治寒门

治寒以热，热药属气，治寒门多气药，故次气门，宜与通看。

治上焦寒药兼三焦者附

人参治肺受寒邪喘嗽。

细辛温阴经，去内寒，治邪在里之表。

干姜生用发散寒邪，出汗，去风寒湿痹；利肺气，治肺寒咳嗽。炮之温脾理中，治里寒泄痢胀满及腹中冷痛，中下焦寒湿；又沉寒痼冷，肾中无阳，脉气欲绝。

麻黄主伤寒头痛，发表出汗，去表上寒邪及荣中寒。

藁本治寒邪结郁及头痛顶巅痛，大寒犯脑脑齿痛。

附子主风寒咳逆邪气，腰脊风寒，阴毒伤寒中寒，四肢厥逆，心腹冷痛。除肾中寒甚，补命门火衰，阳事不举。佐以白术，除寒湿之圣药。生用发汗行表，熟则温中行内。

半夏治形寒饮冷伤肺而咳。

酒御风寒冷气。

治中焦寒药

威灵仙去腹中冷滞，去膈痰水，腰脊冷痛。

仙茅主心腹冷气不能食，腰脚风冷挛痹。

良姜主胃中冷逆冲心，霍乱腹痛。

缩砂蜜主虚劳冷泻，腹中冷痛。

木香治心腹积年冷气。

荜澄茄主心腹冷痛，肾气膀胱冷。

肉豆蔻治积冷，心腹痛，脾胃虚冷，吐逆、泄泻之要药。

白豆蔻主积冷气，胃寒吐逆。

草豆蔻治风寒客邪在胃口上，呕吐霍乱。去心胃客寒作痛。调散冷气，甚力。

桂温中，治心腹冷痛、下焦寒冷，秋冬下部腹痛。轻薄者为桂枝，发表散风寒。

益智子治脾胃受寒邪，止呕吐涎唾。

厚朴温中，治胃中冷，逆气。

丁香温脾胃，止霍乱呕逆，冷气腹痛。壮阳，暖腰膝。

巴豆去胃中寒积，无寒积勿用。

胡椒治心腹冷痛及冷痢。

蜀椒除寒湿痹痛；心腹冷，六腑沉寒痼冷；阴冷气渐入，阴囊肿满，日夜疼痛。

诃梨勒主冷气，心腹胀满。

大麦芽治脾胃，破癥结冷气。

神曲治同麦芽。

硼砂下气，疗宿冷。

白石英治背膈间久寒，益气。

紫石英温中。

治下焦寒药

菟丝子治男子女人虚寒腰痛膝冷，茎中寒精自出。

补骨脂主风虚冷痹，四肢酸疼，阳衰肾冷精流，腰痛，膝冷，囊湿。

胡芦巴治元脏虚冷，腹胁胀满。

蘹香子治寒疝，膀胱冷气肿痛。

柏实除腰肾中冷气。

沉香补命门，壮元阳，暖腰膝。止转筋吐泻，冷气。

吴茱萸治寒邪所膈，气不得上下，脾胃停冷，冷气闭胸，心腹绞痛，下焦寒湿，疝冷病，诸药不可代。

石钟乳治脚弱疼冷。

乌药治膀胱肾间冷气攻冲背膂。

阳起石治阴痿不起，茎头寒，男子妇人下部虚冷，肾气乏绝，子脏久寒。

石硫黄至阳之精。治下元虚冷，元气将绝；久患寒泄，脾胃虚弱，垂命欲尽；心腹冷气，咳逆脚冷痛。

腽肭脐暖腰脊，助阳气。治脐腹积冷，精衰，脾胃劳极。

各经主治药

肝气，吴茱萸；血，当归。

心气，桂心；血，同。

脾气，吴茱萸；血，同。

肺气，麻黄；血，干姜。

肾气，细辛；血，附子。

胆气，生姜；血，川芎。

大肠气，白芷；血，秦艽。

小肠气，茴香；血，玄胡。

三焦气，黑附；血，川芎。

膀胱气，麻黄；血，桂枝。

心包络气，附子；血，川芎。

治血门

血属阴，治血门多阴药。

补血温血属阳药

人参治亡血脉虚，因气虚而血弱者，甘能生血也。

白术在血主血，利腰脐间血。

甘草和中补血，又治肺痿吐脓血。

黄耆补中生血，治肠风，血崩，带下，月候不匀，产前后一切病。甘能生血，与人参、甘草同。

巴戟天治阴痿，夜梦，鬼交，泄精。

紫菀治肺痿咳唾脓血，消痰止喘。

款冬花治肺痿、痈脓血，消痰止咳。

干姜炮之与补阴药同用，能引血药入气分，生血，治血虚发热。炒黑能止唾血利血。

莎草根逐凝血，血中之气药，能引血药至气分而生血。炒黑止血，治崩漏。

阳起石主崩中漏下，补不足，破子脏中血瘕结气，寒热腹痛，无子，肾虚阴痿。

补血生血属阴药

天门冬治血热侵肺，吐血①妄行，咳血痰血，肺痿生痈，吐脓血。

麦门冬治血热妄行。

五味子强阴益精，止渴生津，上滋肺下补肾。

熟地黄大补血衰，滋肾阴。主血虚劳极，女子伤中，胞漏下血，破恶血，产后血虚，脐腹痛。

生地黄凉血生血，补肾水真阴不足，血虚发热，衄血吐血，妇人崩中不止及产后血上薄心，胎损下血，堕坠折伤。

肉苁蓉强阴益精，治男绝阴不兴及泄精尿血，女绝阴不产及血崩带下。

---

① 血：中医科学院本作"衄"。

锁阳补阴血益精。苁蓉同。

菟丝子添精补髓。治鬼交泄精尿血，寒血为积。

牛膝益精髓，活血生血。通月经，破血结，腹痛癥瘕。能引诸药下行，腰脚①之疾不可缺。

石斛强阴益精，治脚膝软弱。

车前子养肺益精。叶及根主衄血、瘀血、尿血及热痢。

川芎治一切血，破结，宿血、衄血、吐血、溺血。上行头目、下行血海，通肝经，血中之气药。治血虚头痛，妇人血闭无子。

当归治血通用，和血补血，破恶血，大补不足，能使气血各有所归。酒蒸治血虚头痛，治温疟虚劳寒热。

芍药通顺血脉，抑肝缓中，补脾经血，散恶血。治血虚腹痛及赤白痢血。虚寒人禁用。

红蓝花多用破血，少用入心养血和血。与当归同功。

枸杞子强阴益精明目，血虚用之。

酸枣仁治心虚烦，振悸不得眠。敛虚汗，益肝助阴气。

黄檗治鼻洪吐血下血，补肾水膀胱不足，痿厥瘫痪，女子漏下赤白。

山茱萸补肾兴阳，秘精收脱。止小便利，暖腰膝，止女月水不定。

桑根白皮泄肺气有余，补金不足，喘咳唾血，瘀血，崩中脉绝。

合欢补阴有②捷功。

覆盆子主男子肾虚，精竭阴痿。

阿胶治肺虚极损，咳唾脓血，定喘；止血痢内崩，下血安胎；劳极洒洒如疟状，腰腹痛，四肢酸疼。养肝益肺。

鹿茸主漏下恶血、溺血，破留血在腹，散石淋，女人崩中赤白带下。

鹿角胶主伤中劳绝，妇人血闭无子。止痛安胎，吐血，下血，崩中，

---

① 脚：中医科学院本作"腿"。

② 有：原脱，据中医科学院本补。

漏下赤白淋露，折跌伤损。

诸血生饮之，补人身血不足。

狗肉阴虚发热人不可食。

桑螵蛸主男子虚损，肾衰阴痿，失精遗溺白浊，小便自利，女子血闭腰痛。

蛤蚧治久肺劳嗽，传尸咳嗽，出血，下淋沥。

龟甲主漏下赤白，破癥瘕，痎疟寒热。大补阴血不足，去瘀血，续筋骨。治劳倦，补心血。

凉血止血行血药

丹参养血，破宿血，生新血。止血崩带下，调月经，安生胎，落死胎。

玄参补肾气，明目，强阴益精。治产乳余疾，血闭瘕坚。

紫参疗肠胃大热，唾血衄血，肠中聚血，妇人血闭。

茅根除瘀血，血闭，寒热，妇人崩中血，亦主衄血吐血。

艾叶止下痢赤白，吐血衄血泻血，妇人漏血。安胎，止腹痛。

蒲黄治吐衄唾崩，肠风血痢，尿血、扑血、血瘕等血；带下，月候不匀，心腹痛，产后诸血病。生用破血消肿，炒用补血止血。

续断调血脉，治崩中漏血，尿血，踠伤，恶血腰痛。

漏芦止泄精、尿血、肠风。

地榆治带下，月水不止，血崩，产前后诸血疾，风血痢，赤白痢。

大蓟根止吐血、衄血、下血。

小蓟专主血疾。

牡丹治肠胃积血不散，衄血吐血；女子经脉不通，血沥腰痛，产后冷热血气。

鸡冠子止肠风泻血，赤白痢，妇人崩中带下。

栝楼子炒用止吐血，肠风泄血，赤白痢。

柴胡在脏主血，妇人产前后必用之入血药，能调经，佐破血药能消血积。

黄连止吐血，治久下赤白脓血，腹痛，为治痢之最。

黄芩治下痢脓血，腹痛后重，身热。治肺有热，吐血衄血。酒炒上行，去上部积血。条实者补膀胱、滋化源。

葛根生汁治胃热吐血。

白头翁治赤毒痢，逐血止痛，金疮，鼻衄。

大黄下瘀血，血闭寒热，破癥瘕。

萱草根治大热衄血。

王瓜主瘀血，月闭，寒热。　子润心肺，肺痿吐血，肠风泄血，赤白痢。

连翘通五淋及月经，治血证为中使，地榆为下使。

槐花主肠风、泄血、赤白痢。

柏叶主吐血、衄血、痢血、崩中、赤白、尿血，补阴要药也。

楮叶做汁食，主鼻衄。

淡竹叶治咳逆上气，吐血。

竹皮茹主吐血、衄血、齿缝出血、崩中。

五加皮治男子阴痿，小便遗溺，女人阴痒。又治多年瘀血在皮肌，风痹，五缓。

墨入药能止血及治血痢，产后血晕，崩中下血。

乳香调血气，定诸经之痛。

椰子皮止血，止鼻衄。

桃凫烧灰，治久吐血不愈。

棕榈子及皮灰涩肠，止肠风赤白痢，崩中带下，能养血。止鼻洪吐血。

樗白皮主赤白久痢，痔疾泄血，女子血崩，月信多，带下。能缩小便。

莱菔根治肺痿，止血消血。

韭汁细细冷饮之，下膈间瘀血效。

荆芥下瘀血，通利血脉。治产后血晕及妇人血风病。

水苏主吐血衄血、血崩血痢。

木贼治肠风下血，痔疾血出，止休息痢；月崩，月水不断。

藕散血，消瘀血，破产后血闷。　节捣汁，止吐血衄血。　荷叶及房破血。

酒通血脉，活血。

醋治产后并伤损，金疮血晕，破癥块，妇人血气心痛。

禹余粮治下赤白，血闭癥瘕大热。

芒硝破留血，大小便不通，通月水。

五色石脂主泄痢肠澼、脓血、阴浊、下血赤白、吐血衄血。安心涩精。

盐止齿缝中出血，咸走血故也。

珊瑚主宿血鼻衄，镇心止惊，明目。

桃花石主大肠中冷，脓血痢。

代赭女子赤沃，漏下带下，堕胎，血痹，血瘀，脱精，尿血。

花乳石主金疮，止血，仓卒中金刀，刮末敷之即合。

龙骨主脓血、尿血、鼻血、吐血、女子漏下。止梦寐泄精。

牛角䚡下闭血，瘀血疼痛，女人血崩带下。

犀角解热毒，破血。

羚羊角去恶血。

蚕退主血风病，益妇人。治吐血衄血，肠风下血，带下，赤白痢，牙宣。

牡蛎主女子带下赤白。除老血，软积痞。疗鬼交，泄精。止小便。

鲫鱼酿白矾烧灰，治肠风血痢。

蟹能散血。　爪主堕胎，破宿血。

乱发补阴甚捷。止鼻衄，血闷，血晕，血痢，金疮。

人溺主卒血攻心，扑损瘀血，吐血，鼻血。

破血消积血药

补骨脂破血、止血，补折伤骨碎，血痛。亦入妇人血气药。

菴䕡子主五脏瘀血，身体诸痛，妇人月水不通。

蒺藜子破恶血癥结，泄精，溺血。

天名精主瘀血，血癥欲死，下血，亡血。

刘寄奴破血，下血，产后余疾，心腹痛。

茜根治六极伤心肺，衄血吐血，下血尿血，扑损瘀血，去诸死血。

郁金破血积，凉心止血，血淋尿血，女人宿血，心气痛。

姜黄破血，通月经。治扑损瘀血，产后败血攻心。

延胡索破血，治月经不调，血结块，心腹痛，腰痛，崩中淋露，因损下血，产后诸病，血晕，暴血上行。

京三棱治老癖癥瘕，妇人血脉不调，心腹痛，落胎。消恶血，破血中之气。

蓬莪茂治妇人血气痛，破痃癖，通月经，消瘀血，破气中之血。

败酱破多年凝血，能化脓为水，催生落胞及产后诸病。

干漆消瘀血，破癥瘕，女子经脉不通，血气心痛。

枳实治心下痞，去脾经积血。

巴豆通女子月闭，破癥瘕。

秦椒主女人月闭，产后恶血痢，多年痢。

麒麟竭破积血，止痛，打伤损折，内伤血聚。

没药破血，治打扑损折，血滞肿痛不可忍，妇人产后血气痛。

虎杖根通月水，破留血癥瘕，扑损瘀血。

山楂子消滞血，治妇人儿枕痛。

苏方木消扑损瘀血，妇人血气，心腹痛，月候不调，血噤血晕，产后血胀闷欲死。

桃仁主癥瘕瘀血，血闭，血结，血燥，大便难。通月水，止痛，破滞血，生新血。

麻子润大肠血燥，破积血，治横逆产及产后余疾。　花治女人经不通及诸风恶血。　根汁主瘀血，石淋，产难，带下崩中，扑损瘀血。

大麦芽行上焦滞血，破宿血。

自然铜治折伤，散血止痛。

砺石破宿血，下石淋。

木虻逐瘀血，血闭癥瘕寒热，无子，通利血脉。

蛴螬主恶血瘀血，月闭，破折血在胁下坚满痛。

鼠妇主气癃，妇人月闭，血癥痫痉寒热。

虾蟆破癥坚血，署跌折损伤，活血散血。

水蛭主逐恶血瘀血，月闭，破血瘕积聚无子。

治热门

治热以寒，寒药属血，治热门多血药，故次血门，宜与通看。

治上焦热药兼三焦者附

沙参治肺热，止惊烦，心腹痛，结热邪气，头痛，肌热，浮风，身痒。

天门冬治肺热之功，多虚而多热者加用之。泻肺火，消痰止嗽，消渴，凉血热。

麦门冬心肺热及虚劳客热，泄肺火。

山药凉而能补，除烦热。

丹参凉血热，治风邪留热，头痛眼赤，热温狂闷。

玄参治中风伤寒，身热支满，狂邪忽忽不知人，温疟洒洒，头风热毒，骨蒸传尸，空中氲氲之气，无根之火。

紫参主心腹积聚，寒热邪气。通九窍，利大小便。疗肠胃大热，唾血衄血。

前胡治伤寒寒热。

贝母主伤寒烦热。

黄芩泻肺火，除上焦痰热，解在肌风热、天行热病、目热赤痛。

栝楼根主消渴，身热烦满，大热，除肠胃中痼热。　　茎叶治中热伤暑。

百部根肺热咳逆上气。

桔梗主肺热咳逆。

桑根白皮泻肺火，治虚劳客热。

栀子去心中客热，虚烦不得眠及燥热。泻肺火，除胃湿热发黄，挟热下利，小便赤涩，目热赤痛。下行降火开郁①，治块中之火。用皮去肌表热。

茯苓降肺火，伐肾邪。

淡竹叶治胸中痰热咳逆，凉心经，除烦热，止消渴。

竹沥主胸中热狂烦闷，壮热头痛，瘟疫迷闷。除阴虚人发大热。

蓝叶汁治天行热狂，心烦燥闷。

青黛收五脏郁火，诸热惊痫，天行头痛。

大青主天行热疾，头痛大热。

水萍主暴热身痒，治时行热病，发汗有功。

连翘泄心火，降脾胃湿热，通五淋，除心经客热。

木兰主身大热，去面热赤疱酒齄。

薄荷行表发汗，凉壮热。

梨除客热心烦，肺热咳嗽，消渴。

枇杷叶治肺热久嗽并渴疾。

丹砂凉心热，止烦渴。

理石主身热去来，大热，解烦止渴。

石膏治中热发热，恶热燥热，日晡潮热，伤寒时气，肌肉壮热，头痛，

---

①　郁：原作"酱"，据中医科学院本改。

大渴。清金制火，除三焦火热，泄胃火。治胃热不食，又治胃热能食善消。

凝水石主身热劳气，皮中如火烧，五脏伏热，胃中热，止渴。

治中焦热药

白术除胃中热。

黄耆治气虚发热，为退虚热之圣药。

甘草生用大泻热火。　梢子除胸中积热，泻茎中热结痛。

芍药泻脾火，凉血热。

石斛治胃中虚热，逐皮肤邪热。

莎草根除胸中热。

大黄泻诸实热不通，荡涤肠胃间热。

黄连泻心火，解热毒。除脾胃中湿热烦燥，郁热在中焦，恶心兀兀欲吐，眼暴赤肿，热毒下痢。

胡黄连主疳热痢温疟，骨蒸劳热。

秦艽主传尸骨蒸及时气寒热。

女萎主时疾寒热，虚劳客热，中风暴热。

草蒿治劳瘦骨蒸热。

白薇主暴中风身热，肢满狂惑，邪气寒热，温疟洒洒发作有时。

葛根除胃热消渴，解肌热，出汗。　生根汁治时病壮热烦渴，热毒吐血及妊娠热病心闷。

茵陈蒿治伤寒烦热头痛，去湿热发黄疸。

香薷治伤暑，利小便，下气，除烦热。

韭除胃中热。

茅根下五淋，止消渴，解肠胃热。

景天主大热，火疮，身热。

菰根主肠胃痼热，消渴，小便利。

苎根治天行热疾，大渴，大狂心热烦闷。

甘蔗根主天行狂热，烦闷消渴。

芦根主消渴客热，时疾烦闷，胃热不下食。

绿豆主消渴烦热。

陈小米主胃热消渴。

小麦除热，燥渴，咽干。　浮者止盗汗，主骨蒸肌热，妇人劳热。

升麻主时气热，解肌肉间热，天行时疾发斑，升散郁火。

乌梅下气，除伤寒烦热，虚劳骨蒸。

芒硝主五脏积聚，久热胃闭。

玄明粉主心热烦燥，大除胃热。

滑石主身热，泄澼。解燥渴，降妄火。

腊雪主天行瘟疫，酒后暴热黄疸。

犀角治伤寒瘟疫，头痛烦闷，大热发狂。

羚羊角治时气寒热在肌肤，温风疰毒伏在骨间。

粪清治时行天热狂走。

治下焦热药

熟地黄主血虚劳热，老人虚中燥热。

生地黄泻血热及脾中湿热。

檗木泻膀胱热，清小便，泻肾中伏火，补肾阴。治骨蒸劳热，又治结热黄疸。

牡丹皮泻阴中火，主虚劳无汗骨蒸热。

地骨皮解肌热，治内伤大劳，有汗骨蒸热。

地榆凉下焦血热，治热血痢。

地肤子主膀胱热，利小便。

知母主消渴热中，泻肾火。治有汗骨蒸热劳，敷尸疰病伤，久疟烦热。

柴胡泻肝火，解肌热。除往来寒热，早晨潮热，伤寒心下烦热。

草龙胆主骨间寒热，惊痫邪气。除胃中伏热，时气温热，下焦湿热泄利。

防己 主温疟伤寒，寒热邪气，下焦湿热肿盛，去膀胱留热。

条实黄芩 除大肠热，治下利脓血，腹痛后重，身发热。

苦参 治时气恶病大热，肠澼热痢，热毒风，皮肌烦燥。

车前子 治肝中风热，冲目赤痛。

通草 治五淋，导小肠热。

酸浆 主烦热满，利水道。

石韦 主身热邪气，五癃闭不通。

海金沙 通利小肠，治伤寒热狂。

裈裆 主阴阳易。

秦皮 治肝中久热，目赤肿痛。

鸭跖草 主寒热瘴疟，发热狂痫，又治热痢。

防葵 主膀胱热结，溺不下，咳逆，温疟，鬼疟。

蛇含 主惊痫、寒热邪气，除热。

乌鸦 治瘦咳嗽骨蒸劳。

龟甲 主癥瘕痎疟，骨中寒热。

鳖甲 治温疟，劳瘦骨热，心腹癥瘕坚积，寒热。

人溺 治寒热头痛，温气热劳咳嗽，肺痿，降火最速。

各经主治药

肝气，柴胡；血，黄芩。

心气，麦门冬；血，黄芩。

脾气，白芍药；血，生地黄。

肺气，石膏；血，栀子。

肾气，玄参；血，黄檗。

胆气，连翘；血，柴胡。

胃气，葛根；血，大黄。

三焦气，连翘；血，地骨皮。

膀胱气，滑石；血，黄檗。

大肠气，连翘；血，大黄。

小肠气，赤茯苓；血，木通。

包络气，麦门冬；血，牡丹皮。

骨肉分劳瘵发热主治药

肝当归、柴胡。

心生地黄、黄连。

脾芍药、木瓜。

肺石膏、桑白皮。

肾知母、生地黄。

胆柴胡、栝楼。

胃石膏、硝。

大肠硝、大黄。

小肠赤茯苓、木通。

三焦石膏、竹叶。

膀胱滑石、泽泻。

治痰门

痰属火属湿，治痰门多寒药及燥药。

治热痰虚痰药

天门冬治咳逆，消火痰，清肺。

知母润肺消痰止嗽。

黄芩泄肺火，治膈上热痰，痰因火上，假治以降火也。

黄连治中焦热痰，恶心兀兀欲吐。恶心欲吐者，痰也。

栝楼子润肺，降痰。胸有痰者，以肺受火逼，失降下之令，得甘缓润下之剂，则痰自降，治嗽之要药也。

青黛收五脏郁火，消热痰。

桔梗下肺气，消痰涎。

柴胡去诸痰热结实，积聚寒热，推陈致新。

前胡主痰满胸胁，中痞寒热，推陈致新。

茵陈蒿化痰利膈，行滞气。

白前消痰止嗽，保定肺气。

贝母润心肺，消痰开郁。治腹中结实，心下满，咳逆上气。

款冬花润心肺，消痰止嗽。治涕唾稠粘，肺痿肺痈。

紫菀治肺痿唾脓血，消痰止嗽。

马兜铃治肺热咳嗽，痰结喘促。

兰草除胸中痰癖，散久积陈郁之气。

连翘消痰结。

淡竹叶主胸中痰热咳逆。

桑白皮消痰，去肺中水气。

竹沥消虚痰，痰盛人气虚少食者用之，痰在四肢非此不开。

荆沥除痰唾，治头旋目眩，心头漾漾欲吐。痰盛人气实能食者宜用之。

茗苦搽去痰热渴。

诃梨勒泄逆气，消火痰，止嗽。

五倍子噙口中，治顽痰有功。

苏子润心肺，消痰渴。

乌梅下气，去痰。

恶实治喉痹，风热痰壅，咽膈不利。

治湿痰行痰药

白术治脾胃湿痰，怠惰嗜卧，除胃中热，消虚痰。

苍术治湿痰，痰饮成窠囊。

茯苓消膈中痰水，肺痿痰壅。

枳壳化痰涎，利胸膈。

枳实主胸膈痰癖，逐停水，泻痰，能冲墙壁。

橘皮除膈间痰热，导滞气。　去白理肺降痰。

木瓜下气，降痰唾。

大腹下气，治痰膈醋心。

葶苈治肺痈，咳逆喘促，痰饮。

甘遂主留饮，水结胸中。

莞花治留癖痰饮，咳逆。

芫花主咳逆喉鸣，消胸中痰水喜唾。

旋覆花主结气痰饮，胁下满，消胸上痰结，唾如胶漆。

槐实止涎唾。

续随子除痰饮积聚，利大小肠。

治寒痰风痰药

生姜治痰嗽，止呕吐。呕吐者，痰也。

细辛破寒痰，开胸中滞。

半夏消痰涎，止呕吐。治胸中寒痰痞塞，太阳痰饮，厥头痛。

南星除风痰麻痹，利胸膈。

厚朴消痰下气。

天雄通九窍，利皮肤，消风痰。

乌头主风寒咳逆，消胸上冷痰。附子同。

益智子治胃受寒邪，止呕喘，摄涎唾。

威灵仙去腹内冷滞心胀，痰水久积。

神曲开胃消食，主胸膈痰逆。

巴豆破留饮痰癖。

砒霜_{主诸疟风痰在胸膈，可作吐药。}

大麦芽_{化食消痰。}

莱菔子_{治喘嗽。水研服可吐风痰。}

藜芦_{吐上膈风痰，暗风痫病。}

白芥子_{治胸膈冷痰，痰在肋下，痰在皮里膜外者，非此不达。}

消克痰积药

大黄_{下留痰宿饮。}

槟榔_{逐水除痰癖。}

山楂子_{消食积痰。}

射干_{治咳唾，喉痹咽痛。行太阴厥阴之积痰，使结核自消。凡结核不痛，痰也。}

矾石_{消痰止渴，治痰壅。}

芒硝_{下痰实痞满。}

玄明粉_{去肠胃宿垢，软积消痰。}

卤碱_{消痰，磨积块。}

硼砂_{消痰，止嗽，破癥结。}

青礞石_{治食积痰不消。}

蛤粉_{坠痰软坚。热痰能降，湿痰能燥，结痰能软，顽痰能消。}

食盐_{吐胸中痰癖。}

瓜蒂_{吐惊痫，喉风，痰涎壅塞。}

常山_{主温疟，胸中痰结，吐逆。}

治湿门

治湿多痰药，故次痰门。湿为水，故多行水药。湿热为病甚多，故兼苦寒药。又风能胜湿，故兼风药。

行湿利大小便药

白术主寒湿痹，除湿益燥，止下泄，利小便。

苍术上中下湿俱治，发汗，除上焦湿功最大。又盐水炒，佐黄檗行下焦湿热。

车前子利水道，除湿痹。

通草治五淋，利小便。

泽泻除湿行水最要药。

猪苓除湿利水治肿胀，从脚上至小腹。大燥，亡津液。

茯苓利小便水肿淋结，除湿行水之圣药。

琥珀利小便通五淋。

枳壳逐水消胀满。

枳实逐停水消胀满。

厚朴温中散气，除湿满。

大腹下气行湿。

郁李仁主大腹面目四肢浮肿，利小便。

百合主邪气腹胀，利大小便，除浮肿。

葶苈通利水道，治皮间邪水上出，面目浮肿。虚者禁之。

紫草主心腹邪气，五疸，利九窍，通水道，腹肿胀满。

甘遂主腹满，面目浮肿，水结胸中。专行水，攻决为用。

海藻下十二水肿。

昆布同上。

大戟主十二水腹满。

泽泻主大腹水气，四肢面目浮肿。

莞花下十二水。

芫花主水肿胀。

商陆主水胀满。

牵牛治脚气满水肿。

冬葵子治淋，利小便。　根同。

蜀葵花治淋，疗水肿。

赤小豆主下水，止泻，利小便。治脚气，大腹水肿。

瓜蒂主大水，面目四肢浮肿。

牯牛溺主水肿腹胀脚满，利小便。

笔头灰主小便不通，阴肿淋沥。

白鸭主病水浮肿。

蝼蛄主十二水病肿满，小便不利。

白颈蚯蚓主大腹黄疸，下痊，脚气。

蠡鱼主湿痹，面目浮肿，下大水。

治湿热药

黄连除脾胃中湿热。大抵苦寒之药皆能泻湿热。

黄芩治胃中湿热。

连翘降脾胃中湿热。

草龙胆治下焦湿肿。

防己治腰以下至足湿热肿，脚气，利大小便。

菴䕡子主腹中水气肿胀留热。

地肤子主膀胱，利小便。

茵陈蒿主风湿寒热邪气，热肿脚气，利大小便。

知母除肢体浮肿，下水。

地骨皮主风湿周痹。

栀子治小便赤涩不利，湿热发黄。

黄檗治膀胱湿热，清小便。

香薷治伤暑，利小便，散水肿，治水甚捷。

桦木皮主诸黄疸。

薤去水气。

桑白皮去肺中水气，浮肿腹痛，利水道。

滑石利小水，燥湿，实六腑，降妄火。

文蛤燥湿。

桑螵蛸通五淋，利小便水道。

石龙子破石淋，下小便。

鼠妇主气癃，利小便。

豆豉主湿热发黄。

治寒湿药

菖蒲主风寒湿痹，四肢不得屈伸。

薏苡仁主风湿痹，筋骨邪气不仁，利肠，消水肿。

川芎开郁燥湿。

羌活主温湿风。

独活治两足寒湿痹，不能动止。

莫耳主风湿周痹，四肢拘挛。

防风去湿。诸风药俱可治湿，风能胜湿也。湿在上者宜风药以散之，在下者宜淡渗药以利之。又风药能去肌表上虚湿。

藁本治上焦头目湿气，中雾露之气。此既治风又治湿也。

秦艽主寒湿风痹，下水利小便，治五种黄病。

狗脊治周痹寒湿膝痛。

威灵仙主诸风湿冷，脚疾不能履。

白鲜皮主黄疸，淋沥，湿痹死肌，不可屈伸起止。

附子主寒湿踒躄，白术为佐，除寒湿之圣药。

侧子主湿痹，疗脚气。

半夏燥脾胃之湿，所以化痰。

萆薢主风寒湿周痹，腰背痛。

干姜逐风湿痹。

蘹香子主干湿脚气。

蛇床子主四肢顽痹，阴汗湿痒。

槐枝洗阴囊下湿气痒。

松节酒浸服，主脚痹软弱，能燥血中之湿。

柏实除风湿痹，腰中重痛。　叶亦主湿痹。

五加皮主男子阴痿，囊湿，腰痛，脚痹。

木瓜实主脚气水肿湿痹。

杜仲除阴下湿痒。

蔓荆实主湿痹拘挛。

秦皮主风寒湿痹。

杉材浸洗脚气肿满。

吴茱萸除湿痹及下焦寒湿疝痛。

蜀椒去寒湿痹痛。

钓樟根皮治贲豚、脚气、水肿腹胀。

荆芥除湿痹。

蓼实下水气，面目浮肿。

紫苏治心腹胀满，止脚气，通大小肠。

鸡头实主湿痹，腰脊膝痛。

生大豆逐水胀，去肿除痹。

大豆黄卷主湿痹，筋挛腰痛。

白石英除风湿痹，利小便。

五色石脂主黄疸，泄利。

阳起石治茎头寒，阴下湿痒，臭汗。

龙骨主泄利。

各经主治药

肝白术。

心黄连。

脾白术。

肺桑白皮。

肾泽泻。

胃白术。

小肠车前。

三焦陈皮。

膀胱茵陈。

大肠秦艽。

心包络芪。

卷之八

治风门

风属阳，善行，又风寒为病甚多，故治风多气药及热药。又风能燥湿，故多滋血润燥药。

行气开表药

羌活主贼风，失音不语，多痒血癞，手足不遂，口眼㖞斜，肢节疼痛，一身尽痛，又去温湿风。

独活主诸疾风，百节痛风无久新者。又风毒齿痛。

防风主大风，头眩痛恶风，风邪目盲，风行周身，骨节疼痹，头面去来，四肢挛急。治风通用，除上焦风邪之仙药。又风药中润剂。

细辛诸风通用。头面风痛不可缺。治百节拘挛，风湿痹痛，消死肌，风痫癫疾。

升麻手足阳明伤风的药，及发散本经风邪。

麻黄主中风伤寒头痛，发表出汗，止咳逆上气。

白芷治风通用。去肺经风热，风头痛，中风寒热解利药也。

苍术主大风在身面，风眩头痛。

干姜出汗，散寒邪，去风湿痹。

生姜散风寒痰嗽。

藁本太阳经风药，除头风。

杜若主风入脑户，头肿痛。

天麻主头风，诸风痹，四肢拘挛。

蔓荆实主风头痛脑鸣，头昏闷。散风邪，除目睛痛。

苍耳主风头寒痛，风湿周痹，四肢拘挛。

秦艽主风湿风痹，肢节疼痛，身挛急。疗风无问新久。

槐白皮主中风皮肤不仁。

槐胶主一切风，化痰，急风口噤，四肢不收，顽痹或毒风，周身如虫行或破伤风。

桑枝条治遍身风痒，风气拘挛。　叶主风痛出汗。

辛夷主风头脑痛，解肌。

芥子治风肿毒及麻痹。

枳壳治遍身风疹风痛；大风在皮肤中，如麻豆苦痒；肠风痔疾。通利关节，主皮毛。

沉香散风，治麻痹骨节不仁，风湿皮肤痒。

龙脑香主大人小儿风涎闭壅。散气，通利关膈。

瓜蒂主风痛喉风，痰涎壅塞。

蜀椒主大风汗不出。

葱白主中风面目肿，喉痹不通。

皂荚主风痹，死肌，邪气，风头泪出。

荆芥治头风眩晕，妇人血风等病，产后中风。

薄荷主贼风伤寒，发汗通利关节，伤风，头脑风，风气壅并，小儿风涎，惊风壮热。

蝉蜕治头风目眩，又风气客皮肤瘙痒不已。

僵蚕治中风失音并一切风疾。去皮肤风动如虫，中风急喉痹。

蝎主诸风瘾疹，中风半身不遂，口眼㖞斜，语迟，手足抽掣，小儿惊风不可缺。

白花蛇主中风湿痹不仁，筋脉拘急，口面㖞斜，半身不遂，骨节疼痛，大风疥癞，暴风瘙痒。此蛇治风速于诸蛇。

乌蛇主诸风瘾疹疥癣，皮肤不仁顽痹。

辛热散寒药

乌头主中风恶风，洗洗出汗，肩胛痛不可俯仰，风痹血痹，半身不遂。

行经药也。

天雄 主大风寒湿痹，历节痛，拘挛缓急，关节重，不能行步，头面风去来疼痛。治一切风，利皮肤，消风痰。

侧子 主湿痹，大风筋骨挛急，历节腰脚疼。又治遍身风疹，神妙。

天南星 主中风，除风痰麻痹。

何首乌 疗头面风疮。

白附子 主血痹，面上百病，中风失音，诸风冷气，疥癣风疮。

桂 主风寒头痛腰痛，出汗。治风痹骨挛脚软，中风失音，四肢逆冷。

威灵仙 主诸风湿冷，膝痛脚重不能履。治风在上下，通十二经脉。治大风皮肤风痒痛，去大肠风。

仙茅 主腰脚风冷挛痹不能行。

萆薢 主风寒湿周痹，老人五缓。

南藤 主风血，强腰脚，排风邪。

石南 主脚弱，逐风痹。

厚朴 主中风寒头痛。

清热润燥药

天门冬 主诸暴风偏痹。

沙参 主肌热伏风身痒。

黄耆 主大风癞疾。治病风不能言，口噤，有黄耆防风汤。

菊花 主风头眩肿痛，目欲脱泪出，皮肤死肌，恶风，湿痹，身上诸风，四肢游风。

芎䓖 主中风入脑头痛，寒痹，筋挛缓急。散肺经风、头面风不可缺。

菴䕡子 主风寒湿痹，身体诸痛，腰脚重。

蒺藜子 主身体风痒，治风明目。

青葙子 主皮肤中热风身痒。

玄参 治暴中风，身热支满，忽忽不知人，头风热毒。

白薇主暴中风，身热支满，忽忽不知人，狂惑邪气。

牡丹皮主中风气，瘕疝惊痫邪气。

卷柏治头中风眩，痿蹶。

薯蓣治头风目眩。

女萎主中风暴热，四肢拘挛，不能动摇。

薏苡仁主筋急拘挛不可屈伸，风湿痹。

巴戟天主大风邪气，头面游风，大风血癞。

前胡主风头痛，去痰实。

黄芩解在肌风热。

防己主风寒温疟，诸痫。疗风水气，中风手脚挛急。

苦参治大风有功及遍身细疹痒痛。

天竺黄去诸风热，主小儿惊风。

白鲜治头风，一切热毒风，风疮痒癣，眉发脱脆。

羊踯躅主贼风在皮肤中淫淫痛，诸痹。

豨莶治中风偏风麻痹，骨间疼，腰膝无力。

白头翁治一切风气及百节骨痛，暖腰膝。

柏实除风湿痹历节腰中重痛，去头风。　　叶主大风疾，眉发脱落。

松脂治风痹死肌历节风，恶风，癞疾。　　叶治脚气风及诸历节风。

松节主百节久风，风虚脚弱，疼痛。

枸杞去皮肤骨节间风，肾家眼痛风痒。血虚用之。

酸枣仁主四肢酸疼，湿痹筋骨风。

竹叶主风痓热毒风。　　根同。

竹沥治卒中风，失音不语，风痹头风头旋倒地。

五加皮治风痹四肢挛急，痛风，五缓。

乳香治中风口噤。

杏仁散肺经风寒咳嗽。

荆沥治头风旋目眩。

麻子主中风汗出，皮肤顽痹，骨髓风毒，头痛不可运动。　花治恶风，黑色，遍身苦痒，诸风恶血。

黑大豆主风痹瘫缓口噤。

赤铜屑熬熟投酒中服，主贼风。

曾青疗头风，爽神气。

伏龙肝主中风不语，心恍惚，手足不随。

牛黄主大人狂癫，中风失音。

犀角主中风失音，风热惊痫。

羚羊角主温风注毒伏在骨间。

虎骨治筋骨臂胫毒风挛急。

雁肪主风挛拘急偏枯。

鳗鲡鱼治一切风瘙如虫行，长食之良。

各经主治药

肝川芎。

心细辛。

脾升麻。

肺防风。

肾独活。

胃升麻。

大肠白芷。

小肠藁本。

三焦黄耆。

膀胱羌活。

心包络川芎。

治燥门

风能燥，故次风门。燥属火热属血枯，故治燥门多甘寒药及血药。

解热生津药

茅根止消渴。

葛根主消渴，脾虚而渴。

黄连泄心火，止消渴。

王瓜主消渴。

栝楼根主消渴，除肠胃中痼热，唇干口燥短气。　　子亦治消渴之细药。

知母主消渴热中，人虚而口干加用之。

地骨皮主热中消渴。

菰根主肠胃痼热消渴。

苧根治天行热疾，大渴大狂。　　渍苧汁治消渴。

甘蕉根治狂热烦闷及消渴。

麦门冬生津止渴。

芦根治胃中热，消渴。

水萍主消渴。

兰草生津止渴，消渴症非此不除。

竹叶止消渴。

莱菔根主消渴。

藕主热毒口渴，解烦闷。

梅实生津止渴。

安石榴主咽燥渴。

梨润肺，除烦渴。

绿豆消渴烦热。

小麦主燥渴咽干。

滑石解燥渴，降妄火。

石膏治口干舌焦不能息，恶热，燥热，大渴引饮。润肺生津。

凝水石治同石膏。

滋血润燥药

熟地黄治老人虚中，燥热。

生地黄治血热便干。

肉苁蓉人虚而大便燥结者用之。

锁阳同上。

郁李仁破血润燥。

杏仁润心肺，散结润燥。

桃仁主血结血燥，通润大便。

柏实润肾燥。

麻子利小便，润大便，风热结燥，便难，止消渴。

白油麻润肌肤，滑肠胃。　油滑骨髓，通大小肠。

大黄治大便燥结。

芒硝主久热胃闭，利大小便，润燥软坚。

栀子治胃中亡血亡津液，内无润养，生虚热。

蜀葵花赤者治赤带，白者治白带；赤治血燥，白治气燥。

石蜜养脾润燥。

猪胆汁润大便不通。

各经主治药

肝当归。

心麦门冬。

脾麻仁。

肺杏仁。

肾柏子仁。

大肠硝石。

小肠茴香。

三焦山药。

膀胱茴香。

心包络桃仁。

治疮门

疮属热属毒，故治疮多苦寒药及解毒药，亦因气逆血滞故多行气活血药。

泻火解热寒凉药

天门冬治肺痿生痈，吐脓血。

麦门冬治肺痿吐脓。

薏苡仁治肺痿肺痈吐脓血。

桔梗治肺痈，排脓，养血，补内漏。

升麻主风肿痈，喉痛口疮，肺痿肺痈咳唾脓血，疮家圣药。

款冬花治肺痿肺痈，吐脓血。

葶苈治肺痈，卧喘不得。

黄耆主痈疽久败疮，排脓止痛，大风癞疾，五痔鼠瘘。治脾胃虚弱，疮疡血脉不行，内托阴症疮疡必用之。

甘草主金疮肿，解毒消疮疽，与黄耆同功。　节生用消肿导毒。

丹参主恶疮瘰赘肿毒，排脓止痛生肌。

玄参散颈下核痈肿。

黄连治诸疮肿毒必用之。

黄芩主疔疮乳痈发背，恶疮疽蚀火疮。

防己散痈肿恶结，诸蝎疥癣虫疮。

栝楼根主乳痈发背，痔瘘疮疖，消肿排脓，生肌长肉。

苦参除痈肿，杀虫，疮疥赤癞。

大黄敷贴一切疮疖痈肿。

芦荟主痔病疮瘘，蜃齿，癣在颈项间延耳颊。

紫草发疮疽不出。

芒硝消肿毒，排脓软坚。

通草散痈肿诸结不消及金疮恶疮，喉痹鼠瘘，鼿鼻息肉。

连翘主寒热鼠瘘，瘰疬痈肿，恶疮瘿瘤结热。

栀子主面赤酒疱鼿鼻，白癞赤癞疮疡。

檗木主阴伤蚀疮，男子茎上疮。又蜜炙为末治口舌疮，又配细辛治口疮有神功。

苦竹叶卒得恶疮不识，烧叶和鸡子黄敷之。

茶叶主瘘疮诸烂疮及汤火疮。

景天主大热火疮，金疮止血，风疹恶疮热毒丹肿，小儿赤游丹毒。

蓝汁主金疮血闷，疔疮肿毒，游风热毒肿。

青黛敷热疮恶肿金疮。

王瓜治诸邪气，热结鼠瘘，散痈肿留血。

萱草根治破伤风，酒煎服。

苎根捣敷诸痈疽发背发乳房。

甘蕉根捣敷痈肿结热发背诸毒。

白鲜治风疮疥癣赤烂，眉发脱脆。

行气开滞辛温药

菖蒲主痈肿发背，疥瘙，杀诸虫，遍身热毒，疮痛不痒。

独活主风寒所击，金疮，止痛，下乳结，消死肌。

细辛主喉痹，鼿鼻，止痛。

麻黄消赤黑班毒。

防风主字乳金疮。疮在身半以上者须用之。

白芷主乳痈发背，瘰疬，肠风痔瘘，一切疮疥。排脓止痛，生肌蚀脓。

天麻主热毒痈肿。　苗名赤箭治同。

苍耳实主恶肉死肌，瘰疬疥癣瘙痒。

附子为末作饼，灸年久冷漏疮。又醋调涂疔肿。

乌头汁主瘘疮，疮根结核，瘰疬，毒肿。

侧子主痈肿鼠瘘及遍身风癞。

天雄治金疮。

半夏涂消痈肿。

南星消痈肿，散金疮瘀血，疥癣恶疮，破伤风。

何首乌主瘰疬，消痈肿。疗头面风疮、五痔。

白附子主疥癣风疮。

木香治痈肿毒。

藿香子治恶毒肿毒。

沉香疗风水肿毒。

蛇床子主妇人阴中肿痛，男子阴痿湿痒，恶疮湿癣。

白药主金疮生肌，诸疮肿毒不散。

白敛主痈肿诸疮，散结气，止痛，杀火毒，治汤火疮、刀箭疮。

白及主痈肿恶疮，败疽伤阴，死肌，白癣，疥虫。

杉材疗湿疮。

乌药主痈疖疥癞。

藿香疗风水肿毒。

蜀椒洗漆疮。

紫真檀主恶毒风毒，醋和涂之，末敷金疮，止血止痛。

乳香疗风水肿痛，治诸疮，调血气，定诸经之痛，煎膏止痛长肉。

巴豆去恶肉，排脓消肿，箭簇入骨不可拔。

皂荚煎膏，贴一切肿毒，止疼痛。　　角针①治疮药中用之直达疮所，又米醋煎嫩刺作浓煎，敷疮癣奇效。

莱菔子醋研涂，消肿毒。

荆芥杵米醋和，封风毒疔肿。

芥子醋研敷，游肿诸毒及麻痹。

蓼实主痈疡瘰疬。

葱茎罨金疮水入，皴肿痛。

薤主金疮疮败，诸疮中风寒水肿，生捣热涂之。与蜜同捣涂汤火疮。

葫主散痈肿蜃疮，切作片，贴肿头中心，炷艾灸其上。

活血行血药

川芎主痔瘘脑痈发背，瘰疬瘿赘。排脓消瘀长肉。

当归主诸恶疮疡金疮，煮饮之。

芍药治痈肿发背痔瘘。

菊花治疔肿垂死，冬用根。

牛膝主金疮痛及卒得恶疮不识。又治竹木刺入肉。

红花苗生捣敷游肿，亦取汁服，治一切肿。

牡丹治痈疮，排脓止痛。

鳢肠敷针灸疮发红血不止。

郁金治金疮，生肌消痈肿。

姜黄同。

莎草根醋煮罨妇人乳肿痛。

地榆治金疮，除恶肉，蚀脓，诸瘘恶疮，热疮。可作金疮膏。

茅针生挼敷金疮恶疮肿未溃者。煮服之，主溃。

---

① 角针：皂刺。

艾叶主五痣、下部䘌疮。

大蓟疗痈肿恶疮。

续断主调血脉，痈伤折跌，续筋骨，金疮血内漏，止痛生肌。

漏芦主恶疮疽痔乳痈，治折损，续筋骨，敷金疮，止血长肉。

天名精治金疮折伤。

苏方木破血排脓止痛，消痈肿。

麒麟竭主金疮折伤，生肉。

无名异主金疮折伤肉损。

没药主金疮杖疮，诸恶疮痔漏。

花乳石主金疮。

藕䓕金疮散血。

山楂子催疮痛，消滞血。

醋消痈肿，敛咽疮，治金疮血晕。又渍黄檗含之，治口疮。

龙骨主肠痈内疽阴蚀。

鹿角主恶疮痈肿。

马兜铃主血痔瘘疮。

鸡冠血治白癜风诸疮。

虎骨治恶疮鼠瘘。　膏主狗啮疮、头秃疮。

牡蛎主瘰疬痈肿，喉痹鼠瘘。

文蛤主恶疮，蚀五痔鼠瘘，疳蚀口鼻。

龟甲主五痔、阴蚀、女子阴疮。

鳖甲消疮肿阴蚀、五痔、阴头疮。

乱发治破伤风。

人溺淋打扑杖疮及蛇犬等咬。

桑白皮作线缝金疮，更以热鸡血涂之。

铜青合金疮止血。

桑皮中白汁涂金刀所伤，更剥白皮裹之。

自然铜疗折伤，续筋骨。

解毒攻毒药

芫蔚子捣敷疔肿乳痈。绞汁服，消疔肿，诸恶毒肿。

瞿麦出刺，决痈肿排脓。

百合主喉痹发背及诸疮肿。

石韦治发背甚效，炒末，酒调服。

芫花主痈肿。　根疗疥疮。

商陆敷痈肿恶疮，治石肿坚如石不作脓。

荠苨封疔肿。

蚤休主痈疮阴蚀。

络石主风热死肌痈伤，痈肿不消，喉舌肿水浆不下。刀斧诸疮，封之立瘥。

营实主痈疽恶疮，结肉跌筋，败疮，热气阴蚀，头疮白秃。　根治疽癞，诸金疮伤挞，生肉复肌。

败酱主暴热火疮赤气、疥瘙疽痔、痈肿结热。治腹痛，下脓，能破多年凝血，化脓为水。

恶实主风毒肿疮疹，喉痹牙痛，头面肿，吞一枚可出痈疮头。　根亦主风毒痈疮。　根叶共捣入盐少许，封热毒，敷杖疮金疮永不发。

金星草主痈疽发背，疮肿结核。

茼茹主蚀恶肉败疮死肌，杀疥虫排脓。

紫葛主痈肿恶疮，醋和封之。

桦木皮主时行热毒，豌豆疮。又乳痈初发，酒服方寸匕。

蒲公草主乳痈肿，敷疔肿诸疮及恶刺。化热毒，消结核。

牙子主疥瘙恶疡疮痔。

鸭跖草主疔肿痈疽，小儿丹毒。

苘实吞一枚破痈肿。

合欢皮煎膏，消痈肿，续筋骨。

百草灰主腋臭及金疮。

榆皮消肿毒，涂肿疮。　实亦涂诸疮癣，小儿头疮。

白棘主痈肿，溃脓止痛。

木鳖消结肿恶疮，生肌，肛门肿痛。

冬葵子水吞三五粒，溃痈，疖便作头脓出。　根主恶疮。

蜀葵治恶疮，散脓血恶汁。　叶烧为末敷金疮，捣碎敷火疮。　花治一切疥疮。

黄蜀葵花疮家要药，主诸疮脓水久不瘥。

马齿苋破痈疽，和梳垢封疔肿。又烧灰和醋封之，即根出；又敷豌豆疮；又涂风疮、白秃、湿癣、杖疮、多年恶疮。

苦苣取茎中白汁敷疔肿，出根。又滴肿上，立溃。

繁蒌主积年恶疮不愈，神效。

胡麻生者摩疮肿，生秃发，疗金疮，止痛。嚼涂小儿头疮及湿淫恶疮，妇人阴疮。

白油麻油煎沸对和好酒温服，取微汗，治痈疽发背肿毒。煎膏生肌长肉，止痛消肿。

生大豆涂痈肿。

豆豉熬末敷恶疮。

赤小豆排痈肿脓血。水和涂消毒气，和鸡子白调涂热毒。

云母敷金疮并一切恶疮，治风疹遍身。

丹砂治疮疡疥瘘。

石胆主金疮鼠瘘恶疮。

五石脂主痈肿疽痔，恶疮头疡疥瘙。

白石英治肺痿肺痈吐脓。

紫石英散痈肿。

绿矾治喉痹、虫牙口疮及恶疮疥癣。

轻粉主瘰疬，杀疮疥癣虫及酒齄鼻风疮燥痒。

水银主疹瘘痂疡白秃。

铁锈和油涂恶疮疥癣。

磁石消痈肿鼠漏颈核。

伏龙肝消痈肿毒气。

密陀僧主五痔金疮口疮。

石灰主疽疡疥瘙、热气恶疮、癞疾死肌，治金疮。

姜石主豌豆疮、疔肿等毒。大凡石类多主痈疽。

熊脂主头疡、白秃、面皯疱。

胆治恶疮久痔。

犀角治发背痈疽疮肿，破血化脓。

兔脑髓涂冻疮。

牡狗胆敷痂疡恶疮。

头骨主金疮，烧灰敷之；附骨疽、鱼眼疮，烧烟熏之。

马溺洗头疮白秃。

雄雀屎治痈疽立溃。

白虫蜡外科要药。

露蜂房主肠痔、毒肿、乳痈。

蜣螂治疔疮、恶疽、鼠瘘。出痔虫及箭簇入骨、尘沙入眼。

牡鼠疗踒折。敷汤火疮，医针人针折在肉中及箭簇刀刃在隐处。

白僵蚕治男子阴疡。封疔肿根出，敷刀斧所伤，一切金疮。

原蚕蛾治金疮、冻疮、汤火疮。

蚕退敷疔肿疮，牙宣牙痛，口疮。

虾蟆主痈肿阴疮，痈疮鼠瘘，虫食下部，猘犬伤疮。

蟾酥治痈疽疔肿，虫牙齿缝出血。

蛞蝓和蛤粉敷发背。

蚌醋调敷痈肿。

蝼蛄①出肉中刺，溃痈肿恶疮。

水蛭吮痈肿肿毒。

人尿敷疔肿。

粪清治恶疮。

夜明砂治瘰疬。

贝母喉痹，乳难，金疮，项下瘤瘿疾。敷恶疮、人面疮，敛疮口。

白头翁主瘿气、项下瘤疬及金疮。

狼毒主恶疮鼠瘘。

通脱木花上花粉主诸虫瘘恶疮痔疾，取粉纳疮中。

蓖麻子主疮痒疥癞，取油涂之；捣敷肿毒疼痛，又治瘰疬。

王不留行主金疮，止血逐痛出刺，风毒风疹，痈疽恶疮，瘘乳。

草蒿治疥瘙痂痒恶疮。生捋敷金疮，止痛生肉。

藜芦主头疡头秃、疥瘙恶疮。疗马刀烂疮及马疥癣。

羊蹄主头秃疥瘙、女子阴蚀、浸淫疽痔。

栗生嚼敷瘰疬肿毒，小儿疳疮。

蛇含主金疮疽痔，鼠瘘恶疮，头疡丹疹。

山豆根消疮肿，敷秃疮，治咽喉肿痛。

射干主喉痹咽痛，散结气，消肿毒结核，治便毒。

谷精草主喉痹，牙齿风痛及诸恶疥。

夏枯草主寒热瘰疬、鼠瘘头疮瘿气。

山慈菇根主痈肿、疮瘘、瘰疬、结核等。又取茎叶捣为膏，入蜜贴疮。

---

① 蛄：原作"蛞"，据本书卷六蝼蛄条改。

枫香脂主瘾疹风痒浮肿齿痛，外科之要药。

大枫子主风疮疥癣，杀虫。

槐实治痔疮。又男女阴疮湿痒。

槐枝洗疮及阴囊湿痒。

槐白皮煎汤洗五痔及男子阴疝卵肿。又治一切疥癣。煎膏止痛长肌，消痈肿。

松脂主诸恶疮头疡，白秃疥瘙，牙虫痛。抽诸疮脓血，生肌止痛，抽风。　松叶主风湿疮。

柏叶炙罨冻疮。　白皮主火灸烂疮。

茄子根主冻脚疮。

楝皮治风疹、恶疮、疥癞、秃疮，煎汤洗。

青葙子主恶疮疥虫，痔蚀下部䘌疮。

胡桃取肉烧令黑，未断烟，和松脂研敷瘰疬疮。

海藻主瘿瘤气颈下核，破散结气痈肿。

昆布主瘿瘤聚结气，瘘疮，又颓卵肿。

大戟治头痈肿。

黄药根主诸恶疮瘘、喉痹。

柳花主恶疮金疮。　絮止血贴灸疮。　实主溃痈逐脓血。　枝叶根皮煎作膏，涂痈肿、疔疮、妒乳。

芜荑治肠风痔漏，恶疮疥癣。

仙人杖烧末服，治痔疮。

五倍子疗齿宣疳䘌，风湿癣疮，瘙痒脓水，五痔下血，小儿鼻疳疮、口疮。

雄黄主寒热鼠瘘，恶疮疽痔，死肌疥虫䘌疮，鼻中息肉。

雌黄主恶疮头秃痂疥，下部䘌疮。

矾石主恶疮、瘰疬、疥癣、甲疽。

石硫黄主妇人阴蚀、疽痔、恶血及下部蟨疮，杀疥虫，除头秃。

矾石主寒热鼠瘘，蚀疮死肌，鼻中息肉。

狸头骨治鼠瘘、恶疮、痔疮。

啄木鸟主痔瘘、牙齿疳蟨、虫牙。

猬皮主五痔阴蚀。

蛴螬敷痈疽、痔漏、恶疮，又治喉痹。

蛇蜕主肠痔，疗诸恶疮。

鳗鲡鱼主五痔疮瘘，杀虫。　鳗鲡①甲主痔漏，恶疮疥癣，蚁瘘，吹乳痛。

乌贼鱼骨治疮多脓汁不燥，敷丈夫阴头痈。

乌梅去死肌、青黑痣。烧灰末敷一切恶疮肉，出恶肉立尽。

白梅敷刀箭伤，止血。刺在肉中，嚼封之，即出。乳痈肿毒，杵烂贴之。

杏仁烧令烟未尽，研如泥，物裹纳女子阴中，治虫蛆。

石蟹治湿疮，消痈肿。

蟹主湿疮。　脚中髓并壳中黄熬末纳金疮中，能续断筋。

獭屎主鱼脐疮。

治毒门

治毒门多疮药，故次疮门，邪亦毒类，故治邪药附之。

解毒药

甘草解百药毒，饮馔中毒，中蛊毒。

葛根解诸毒酒毒。

葛粉主丹石毒，解鸩毒。

---

① 鲡：原作"鲤"，据本书卷六鳗鲡条改。

蓝实解诸毒，杀虫蚑蛀鬼螫毒。　　叶汁杀百药毒，毒药、毒箭、毒刺，鳖瘕虫蛇伤，蜘蛛蜂螫毒。

青黛解诸药毒，蛇犬等毒，杀恶虫物，化为水。

大青解金石药毒。

百部治疳蛔及传尸骨蒸劳。杀寸白、蛲虫，去虱，洗牛犬虱，一切树木蛀。杀蝇蠓。

苎根署毒箭蛇虫咬。

麻汁解蚕咬人毒。

白兔藿主蛇虺、蜂趸、猘狗、菜肉蛊毒，鬼疰、风疰。诸大毒不可入口者，皆消除之。

荠苨解百药毒，杀蛊毒，虫咬，署毒箭。

蚤休主惊痫癫疾，去蛇毒，解百毒。

桂杀虫木毒。

预知子主杀虫疗蛊，治诸毒，天行温疾，一切蛇虫咬。

干苔下一切丹石，杀诸药毒，杀木蠹虫。

山豆根解诸药毒，杀小虫、寸白虫。

蒲公草解食毒。

葱杀百药毒，署蛇虫伤，蚯蚓毒。

千金藤主中恶天行，蛇虫毒，药石发癫痫。

葫辟瘟疫气，瘴气蛊毒，蛇虫，溪毒。

生大豆杀鬼毒、乌头毒、诸药毒。

白扁豆杀一切草木及酒毒、河豚毒。

绿豆治丹毒，药石发动。

酱杀百药热疮及火毒，蛇虫、蜂虿等毒。

水银杀虱，杀金银铜锡毒。

铁浆解诸毒入腹，蛇、犬、虎、狼、恶虫毒。

铁锈主蜘蛛、虫等咬。

粉锡主伏尸毒螫，杀三虫，去鳖瘕。

石蟹解一切药毒并蛊毒。

地浆解中诸毒烦闷，山中毒菌、枫树上菌。

腊雪解一切毒瘟疫气，丹石发动。

白鸭屎杀石药毒，敷蛐蟮咬疮。

鹧鸪主岭南野葛菌毒，生金毒，及温瘴。

鳗鲡杀诸虫诸草石药毒，熏下部虫，妇人产户疮虫痒。断蛀虫及白鱼诸
虫咬衣服，熏诸木竹蛀虫，又烧之于室，烟辟咬虫。

景天主诸蛊毒。

紫菀去蛊毒。

桔梗去中恶，下蛊毒。

大戟主蛊毒。

芫花主蛊毒鬼疟，杀虫鱼。

藜芦主蛊毒，杀诸虫毒。

连翘治蛊毒。

瓜蒂杀蛊毒。

蛇蜕主蛊毒蛇痫，辟恶。

决明子解蛇毒。

天南星治蛇虫咬。

牙子治蛇毒。

榧实去三虫蛊毒。

蛇含主蛇虫蜂虺咬。

桑叶治蛇虫蜈蚣咬。　　桑中白汁同。

乌臼木解蛇毒。

蜀椒治蛇入口中不得出。

黄药根主蛇犬咬毒。

水蓼敷蛇咬。

矾石治蛇咬蝎螫。

韭治中恶腹胀，狂犬咬、蛇虺虫毒。

知母治溪毒大胜，兼辟射工。

鹅毛及血主射工水毒。

芦根解食蟹中毒。

紫苏煮汁饮治蟹毒。

松脂杀虫牙。

干漆去蛔，杀三虫。

槟榔杀三虫、伏尸、寸白。

楝实杀三虫。　根东行者同。

巴豆杀腹脏虫。除鬼毒蛊疰邪物，杀蛊、鱼、斑螫、蛇虺毒。

吴茱萸根杀三虫，下寸白。

芜荑去三虫、寸白。

雷丸杀三虫，逐毒气，蛊毒。

樗木根叶杀口鼻中疳虫及蛔虫。

石榴东行根治蛔虫、寸白。

长石下三虫，杀蛊毒。

杏仁治女子阴中虫蚀。

白油麻油治发瘕，蜒蚰入耳。

梳篦主虱病如癥瘕。

象牙主诸铁及杂物入肉，喉中刺。

鸬鹚头主鲠及噎。

蜘蛛治蝎螫蛇啮，蜂及蜈蚣毒。

栗生嚼罯可出箭头刺。

浣裈汁解毒箭。

解毒兼治邪药

升麻解百毒，杀百精殃鬼。辟瘟疫瘴气，邪气蛊毒中恶腹痛。

天麻主诸毒恶气，鬼疰蛊毒。

赤箭杀鬼精物，蛊毒恶气。

阿魏治传尸邪鬼蛊毒。

石龙刍鬼疰恶毒蛇虫。

商陆杀鬼精物，泻蛊毒。

钩吻杀鬼疰蛊毒，鸟兽。

常山治鬼毒鬼蛊。

蜀漆主蛊毒鬼疰。

狼毒主鬼精蛊毒，杀鸟兽。

续随子主蛊毒鬼疰。

鬼臼主蛊毒鬼疰精物，辟恶气不祥，解百毒。

卫矛杀鬼毒蛊疰，中恶腹痛。

乌药主中恶腹痛，蛊毒疰忤鬼气，猫犬百病。

皂荚杀精物劳虫，鬼魇不悟，卒死，卒头痛。

酒主杀百邪恶毒气。

社酒喷四壁，去蚊。

糟敷蛇蜂毒。

食盐主杀鬼蛊邪疰毒气，洗沃中蚯蚓毒。

雄黄主中恶蛊毒腹痛，杀精物恶鬼邪气，百虫蛇虺毒。胜五兵，佩之鬼神不能近。

代赭主鬼疰蛊毒，杀精鬼恶鬼。

麝香辟恶气，杀鬼精物，温疟蛊毒痫痓，凶邪鬼气。

犀角主百毒蛊疰邪鬼瘴气，杀钩吻、鸩羽、蛇毒，山瘴溪毒，除邪不迷惑，魇寐。

羚羊角 主蛊毒恶鬼不祥，治山瘴。

羖羊角 主蛊毒，烧之辟恶鬼虎狼，去蛇。

青羊肝胆 主蛊毒。

败鼓皮 主蛊毒，能言蛊主名。

丹雄鸡 杀毒，辟不祥。　冠血 百虫入耳中，滴之即出。

燕屎 主蛊毒鬼疰，逐不祥。

斑蝥 主寒热鬼疰蛊毒。

鹊巢 多年者主癫狂鬼魅及蛊毒。

蜣螂 主大人癫疾狂易，出痔虫。

露蜂房 主惊痫、寒热邪气、癫疾、鬼精蛊毒，又治蜂毒肿毒。

蜈蚣 主鬼疰蛊毒、诸蛇虫鱼毒，杀鬼物老精温疟，去三虫。

白颈蚯蚓 主蛇瘕，去三虫伏尸鬼蛊毒，杀长虫。　其屎封狂犬伤毒，
出犬毛神效。

贝子 主鬼疰蛊毒。

头垢 治中蛊毒及覃毒，百邪鬼魅。

人屎 主天行热狂，解诸毒。

治邪药

菖蒲 治中恶与卒死鬼惊。

卷柏 镇心，治鬼邪啼泣。

丹参 治中恶，百邪鬼魅，腹痛。

艾实 治百恶鬼气。

白薇 治狂惑邪气，忽忽不知人。

防葵 治鬼疟癫痫，惊邪狂走。

百合 主邪气腹胀，心痛，通身疼痛，百邪鬼魅，涕泣不止，狂呼惊悸，
杀蛊毒。

海藻_{主辟百邪鬼魅。}

草蒿_{主鬼气尸疰伏连。}

徐长卿_{主鬼物百精，蛊毒，疫疾，邪恶气，温疟。}

爆竹_{辟妖邪。}

苏合香_{主辟恶，杀鬼精物，蛊毒，去三虫，除邪，令人无梦魇。}

安息香_{主鬼疰邪气，魍魉鬼胎蛊毒，烧之，去鬼来神，辟恶气。}

桃花_{杀疰恶鬼，下三虫。}　　桃枭_{杀百鬼精物，五毒不祥，中恶腹痛。}

桃蠹_{杀鬼邪恶不祥。}　　叶除尸虫，出疮中蛆。　　桃符_{主精魅邪气，煮汁饮之。}

丹砂_{杀精魅邪恶鬼。}

灵砂_{杀精魅恶鬼气。}

砺石_{主鬼物恶气。}

半天河_{主鬼疰狂邪气恶毒。}

龙骨_{主心腹鬼疰精物老魅。}

龙齿_{主癫疾狂走，杀精物蛊毒。}

牛黄_{主惊痫邪癫，除邪逐鬼。}

鹿角_{治妇人梦与鬼交，服之即出鬼精。又妖魅猫鬼，人不肯言鬼者，服之即言实。}

虎骨_{主邪恶气，杀鬼疰毒。}　　爪_{辟恶鬼。}

白马悬蹄_{主惊邪，辟恶气鬼毒蛊疰不祥。}

白狗血_{主癫疾及鬼击之病。}

熊狐粪_{烧之辟恶。}　　头_{烧，辟邪。}　　心肝_{生服治狐魅。}

狸骨_{主风疰尸疰鬼疰。}　　粪_{主寒热鬼疟。}

豚卵_{主惊痫癫疾，鬼疰蛊毒。}

野猪黄_{主癫痫鬼疰。}

獭肝_{主鬼疰尸劳一门相染者。又治蛊毒。}

腽肭脐_{主鬼泣尸疰，梦与鬼交，鬼魅狐魅，中恶邪气。}

鲮鲤甲主五邪鬼魅，惊啼悲伤，山瘴疟。

死人枕治尸疰，腹中石蛔，邪气入肝，多见鬼物。

妇人门

妇女以血为主，故多血药，宜与前治血门通看。

补虚调经安胎药

川芎治血闭无子，验妇人胎有无。余见血门。

当归主漏下绝子，产前后备急不可缺。

芍药见血门。

地黄见血门。

续断治乳难，产前后一切病及子宫冷无子。

艾叶主漏血，安胎止腹痛。辟风寒，暖子宫，使人有子。

香附子妇人之仙药，详见血门。

柴胡产前后调经必用之药。

胡黄连治胎蒸虚惊。

生葛汁治妊娠热病，心闷。

黄芩坚实，主妊娠，为安胎之圣药。治胎热，能清热故也。

芦根治妊孕人心热。

萱草花名宜男，怀妊佩之则生男。

大蓟根主女子赤白沃，安胎。

王不留行主产难及经脉不匀。

黄檗治漏下赤白，阴伤蚀疮。

石南养肾气。不可久服，令思男。

卷柏治阴中寒热痛，癥瘕血闭，绝子。生破血，炙止血。

白鲜治阴中肿痛。

白敛治阴中肿痛。

淡竹沥治怀妊人头旋倒地，安胎，治子烦。

桑耳黑者主漏下赤白汁，血病癥瘕阴痛，阴阳寒热无子。

桑上寄生主崩中不足，怀妊漏血不止，产后余疾，下乳汁。

蜀葵花赤治赤带，白治白带。又催生落胎。

马齿苋止赤白下。

白扁豆花主赤白下。

青黄二石脂主女子崩中带下百病。

紫石英补不足，主风寒在子宫，十年无子。

阳起石见血门。

伏龙肝主崩中吐血，妊娠时疫热病，令胎不堕。

阿胶治下血，安胎补虚，血虚而胎不安，须此。

羚羊角去恶血，产后血冲心烦闷。

鹿茸治崩中赤白带下。

鹿角胶主血闭无子，安胎止痛。又治梦与鬼交，取末和酒调服，即出鬼精。

牡狗阴茎除女子带。

狐阴茎主绝产阴痒。

露蜂房治崩中漏下赤白，无子。

蚕退主血风病，益妇人。

鲤鱼肉安胎，治怀妊身肿。

鳖甲主漏下五色，羸瘦堕胎。

龟甲见血门。

理产和血行气药

茺蔚子治产前后诸疾，行血养血，难产。　苗绞汁服，治子死腹中。

车前子治产难，为末，酒服。

贝母治产难及胞衣不出。

红蓝花主产后血晕，口噤，腹内恶血绞痛，胎死腹中。

苎根治妊娠胎动不安，胎漏下血，产前后心烦闷。

苎麻产妇枕之止血晕，安脐上，止产后腹痛。

通草治血闭，催生堕胎下乳。

酸浆产难吞其实。

槐实堕胎催生同。

槐皮煎汤，洗阴疮湿痒，产门痒痛。

紫葳主产乳余疾，癥瘕血闭，寒热羸瘦，养胎，治血中痛之要药。

卫矛主崩中下血，腹满，妇人血气，大效，能治胎。

冬葵子催生，治产难，下乳汁。

栝楼子下乳汁。

荆芥治产后血晕，口噤，中风身强直，妇人血风等病为要药。

黑大豆主产后中风虚热血病。

繁蒌蒿主破血，宜产妇。

秤锤主产难及胞衣不下，儿枕痛。烧令赤，投酒中热服。

古文钱治横逆产、心腹痛、月膈、五淋，烧以醋淬用。

铜青治血气心痛。

滑石主乳难。

石燕产难，两手各握一枚。

羚羊角散产后血冲心烦闷，烧末酒服。

羖羊角治产后余痛。

兔头骨主难产，催生并产后胎衣及余血不下。　　肉妊娠忌食。

鼺鼠主堕胎，令易产，临产带之或烧末临时服。

鸡卵白主产难，胞衣不出。

夜明砂主子死腹中。

蚱蝉治乳难，胞衣不出，堕胎。

五灵脂主女子血闭，产妇血晕，行经血，亦止血，治心痛血气刺痛甚效。

人溺治产难，胞衣不下。产后温饮一杯压下败血，免血晕极效。

干姜治血虚发热，产后大发热首用之。

黑附子堕胎。

乌头、天雄同半夏堕胎。

桂堕胎。通血脉，消瘀血。

何首乌治产后及带下诸疾。

木香治女人血气刺痛，安胎行气。

缩砂安胎，治妊娠因气动胎疼痛，行气故也。

蓖麻子催生下胞衣。

枳壳能瘦胎顺气，治胎肥难产。

麝香主产难，堕胎。

蛇床子治阴中肿痛及产后阴下脱，令人子脏热。

攻克血积药

延胡索破血结块作痛及产后诸病，因血所为者。

京三棱见血门。

苍术见血门。

瞿麦破胎堕子，下闭血。

大戟治瘀血，通血水，堕胎。

续随主血结闭，癥瘕痃癖瘀血。

射干消月闭，通瘀血。

干漆见血门。

山楂治儿枕痛。

大麦芽催生落胎，治产后秘结，鼓胀不通。

神曲落胎下虫。

水银堕胎。

硇砂破结血，烂胎，止痛。

䗪虫主心腹寒热洗洗，血积癥瘕，破坚下血闭，生子。

水蛭破血瘕积聚。

乌贼鱼骨主漏赤白经汁，血闭，阴蚀肿痛，寒热癥瘕。

小儿门

小儿为病，大率脾与肝经，故多消积杀虫及驱风清热之药。

治脾病补虚疳泻药

黄耆补虚，小儿百病。

甘草初生煮汁，绵渍点口中，以吐恶汁，令无病。

茅针益小儿。

前胡治一切疳病。

胡黄连治惊痫寒热不下食，霍乱久痢成疳，温疟骨蒸。小儿药多用之。

黄连治疳气形瘦气急，又治食土。

葛根治小儿热，主痞。　葛谷主下痢，十岁以上。

肉豆蔻伤乳，吐逆，泄泻。

使君子五疳泻痢，杀蛔虫。

芦荟治诸热癫痫惊风，疗五疳，杀三虫。

楝根东行者，疗蛔虫甚效。

青黛治诸热惊痫，疳热痢，消瘦诸病。泻肝消食积，杀虫。

蓝叶汁壮热，热疳，丹热，热秃疮。

柏叶治虫痢大腹，下黑血如茶脚色，或脓血似淀色。

雷丸治小儿百病，杀三虫，除胃中热结积。

樗白皮主疳痢，杀口鼻中疳虫及蛔虫。

梳箆垢主恶气霍乱，水和服之。

蜀葵叶炙煮与小儿食，治热毒下痢。

韭汁初生灌之，即吐恶血，令无病。

山楂子消食健胃，益小儿。

沙糖小儿不宜多食，损齿发，疳䘌，生蛔虫。

丹砂初生时细研蜜调涂口中，令吮之。又解豆疮毒，令少出。

神曲化水谷，消宿食，治小儿腹坚大如盘。

青礞石主食积，不再羸瘦。

蚕退治走马疳。

地榆治疳热泻痢极效，煮浓汁饮之。

虾蟆治疳气，杀疳虫鼠瘘，治洞泄下痢。

蟾酥治疳瘦及脑疳。

龟甲治囟不合，头疮难燥。

鳖甲治小儿肋下结核，温疟劳瘦。

乌贼鱼骨治小儿痢。

治肝病风热惊痫药

菖蒲温疟积热不解，煎浴之。

景天浴小儿，去烦热虚气风疹。

桔梗治惊痫客忤。

连翘除心经寒热，最宜小儿。

槐白皮治惊痫壮热。

灯心草烧灰，涂乳上与食，治夜啼。

竹沥治惊痫壮热烦闷。

薄荷主小儿风涎惊风。

牡荆沥主心热惊痫，除痰唾。

秦皮主小儿痫，身热。

钓藤主寒热十二惊痫，客忤胎风。惟疗小儿。

密蒙花主青盲、肤翳赤脉、小儿麸豆及疳气攻眼。

五加皮疗小儿不能行。

仙人杖主吐乳水，煮服惊痫及夜啼，安身伴睡。

龙脑香通利小儿风涎闭壅，及暴惊热发豌豆疮及赤疮。

天竺黄主惊风天吊客忤，痰壅失音，镇心明目，去诸风热，滋养五脏。小儿药最宜。

浮小麦治骨蒸肌热。

金屑主惊伤风痫失志。

银屑主癫疾狂走。

磁石主惊痫。

腊雪治热痫狂啼温疫。

熊胆主惊痫五痔。

龙骨主邪气，治小儿热气惊痫又傅脐疮不瘥，烧灰涂。　齿主惊痫身热，癫疾狂走。

牛黄主惊痫寒热，小儿百病，诸痫口噤。邪恶气初生二三日服之，去惊邪恶气。

牛齿主牛痫。

犀角主风热惊痫。

羚羊角主惊痫。

羖羊角主惊痫。　齿主羊痫寒热。

虎胆主痢疳惊痫。

马齿主惊痫。

鸡冠血治小儿卒惊似有痛而不知疾状，取滴口中少许。

鹅毛主惊痫。

燕屎与窠作汤浴治惊邪。

蚱蝉主惊痫夜啼，癫疾寒热。

蝉花主天吊惊痫，瘛疭夜啼，心悸。

蛸螂主惊痫瘛疭，腹胀寒热疳虫。

真珠小儿惊热药中用之。

白僵蚕主惊痫夜啼，去三虫。

蝎小儿惊风不可缺。

衣鱼主中风项强背起，摩之效。又淋闭取以摩脐及小腹，溺即通。

发髲主惊热及热疮。

乱发主惊痫，燕口疮。

治疮毒药

菟丝子治头疮，热痱①豆疮痒瘰，煎汤洗之。

红花子吞数粒，主天行疮子不出。

胭脂主聤耳，滴耳中。

麻黄治小儿疮疱倒靥②黑者。

升麻班疮及豆疮心燥不安，煮汁洗之。

紫草治豌豆疮不出。通水道，去邪气，治痘要药。

胡荾主秃疮，又治豆疮不出，令速出。

甘蕉根捣敷赤游。

苎根主赤丹。

鸭跖草小儿丹毒发热。

鸡膍胵黄皮敷鹅口不乳。

桑皮中白汁主口疮及鹅口舌上生疮，敷之神效。

榆皮及实治头疮白秃。

五倍子治面鼻疳疮。

---

① 痱：原作"沸"，据本书卷二菟丝子条改。
② 靥：原作"魇"，据本书卷三麻黄条改。

胡麻嚼涂头上诸疮。

白油麻同上。

栗生嚼，敷疳疮、瘰疬肿毒。

赤小豆洗，治急黄烂疮。

猪胆汁敷头上疮。

鲫鱼主头疮口疮、重舌目翳。

总 书 目

本　草

方　书

卫生编

袖珍方

仁术便览

古方汇精

圣济总录

众妙仙方

李氏医鉴

医方丛话

医方约说

医方便览

乾坤生意

悬袖便方

救急易方

程氏释方

集古良方

摄生总论

辨症良方

活人心法（朱权）

卫生家宝方

寿世简便集

医方大成论

医方考绳愆

鸡峰普济方

饲鹤亭集方

临症经验方

思济堂方书

济世碎金方

揣摩有得集

亟斋急应奇方

乾坤生意秘韫

简易普济良方

内外验方秘传

名方类证医书大全

新编南北经验医方大成

临证综合

医级

医悟

丹台玉案

玉机辨症

古今医诗

本草权度

弄丸心法

医林绳墨

医学碎金

医学粹精

医宗备要

医宗宝镜

医宗撮精

医经小学

医垒元戎

医家四要

证治要义

松厓医径

扁鹊心书

素仙简要

慎斋遗书

折肱漫录

丹溪心法附余

叶氏女科证治　　　　　　　外科百效全书

妇科秘兰全书　　　　　　　外科活人定本

宋氏女科撮要　　　　　　　外科秘授著要

茅氏女科秘方　　　　　　　疮疡经验全书

节斋公胎产医案　　　　　　外科心法真验指掌

秘传内府经验女科　　　　　片石居疡科治法辑要

儿　科　　　　　　## 伤　科

婴儿论　　　　　　　　　　伤科方书

幼科折衷　　　　　　　　　接骨全书

幼科指归　　　　　　　　　跌打大全

全幼心鉴　　　　　　　　　全身骨图考正

保婴全方

保婴撮要　　　　　　　　## 眼　科

活幼口议　　　　　　　　　目经大成

活幼心书　　　　　　　　　目科捷径

小儿病源方论　　　　　　　眼科启明

幼科医学指南　　　　　　　眼科要旨

痘疹活幼心法　　　　　　　眼科阐微

新刻幼科百效全书　　　　　眼科集成

补要袖珍小儿方论　　　　　眼科纂要

儿科推拿摘要辨症指南　　　银海指南

　　　　　　　　　　　　　明目神验方

外　科　　　　　　银海精微补

大河外科　　　　　　　　　医理折衷目科

外科真诠　　　　　　　　　证治准绳眼科

枕藏外科　　　　　　　　　鸿飞集论眼科

外科明隐集　　　　　　　　眼科开光易简秘本

外科集验方　　　　　　　　眼科正宗原机启微

外证医案汇编